全民阅读 中医科普进家庭丛书

总主编 | 何清湖

中医说疗法

张金波 李点 ◎ 主编

全国百佳图书出版单位
中国中医药出版社
·北京·

图书在版编目（CIP）数据

中医说疗法 / 何清湖总主编；张金波，李点主编 . —北京：中国中医药出版社，2023.4（2024.7 重印）

（全民阅读 . 中医科普进家庭丛书）

ISBN 978-7-5132-8068-6

Ⅰ .①中… Ⅱ .①何… ②张… ③李… Ⅲ .①中医疗法—普及读物②养生（中医）—普及读物 Ⅳ.① R242-49 ② R212-49

中国国家版本馆 CIP 数据核字（2023）第 039747 号

中国中医药出版社出版

北京经济技术开发区科创十三街 31 号院二区 8 号楼

邮政编码 100176

传真 010-64405721

河北品睿印刷有限公司印刷

各地新华书店经销

开本 710×1000 1/16 印张 10 字数 132 千字

2023 年 4 月第 1 版 2024 年 7 月第 3 次印刷

书号 ISBN 978-7-5132-8068-6

定价 39.80 元

网址 www.cptcm.com

服 务 热 线 010-64405510
购 书 热 线 010-89535836
维 权 打 假 010-64405753

微信服务号 zgzyycbs
微商城网址 https://kdt.im/LIdUGr
官 方 微 博 http://e.weibo.com/cptcm
天猫旗舰店网址 https://zgzyycbs.tmall.com

如有印装质量问题请与本社出版部联系（010-64405510）
版权专有 侵权必究

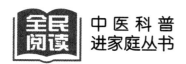

《中医说疗法》
编委会

总主编 何清湖

主　编 张金波　李　点

副主编 张雯鑫　林春环　李翠祝

编　委 徐小璐　李颖杰　张广法　刘奕萍
　　　　　王　晶

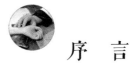 序 言

"中医药学是中华民族的伟大创造,是中国古代科学的瑰宝。""中医药学包含着中华民族几千年的健康养生理念及其实践经验。"中医药学是我国珍贵的文化遗产,是打开中华文明宝库的钥匙,是中华文明得以延续和发展的重要保障,经历了数千年的沉淀与发展,直至今日依然熠熠生辉。中医药学积累了大量宝贵的健康养生理论及技术,如食疗、药疗、传统功法、情志疗法及外治疗法等,这些在我们的日常生活中处处可见,有着广泛的群众基础。

2016年2月26日,国务院印发《中医药发展战略规划纲要(2016—2030年)》,其中明确指出:"推动中医药进校园、进社区、进乡村、进家庭,将中医药基础知识纳入中小学传统文化、生理卫生课程,同时充分发挥社会组织作用,形成全社会'信中医、爱中医、用中医'的浓厚氛围和共同发展中医药的良好格局。"为了科普中医药知识,促进全民健康,助力"健康中国"建设,中华中医药学会治未病分会组织全国专家学者编撰《全民阅读·中医科普进家庭丛书》。整套丛书包括10册,即《中医说本草》《中医说古籍》《中医说孩子》《中医说老人》《中医说女人》《中医说男人》《中医说情绪》《中医说调摄》《中医说养生》《中医说疗法》。我们希望通过《全民阅读·中医科普进家庭丛书》向广大群众传播中医药知识,让老百姓相信中医、热爱中医、使用中医。

本套丛书编写的目的是通过"中医说"向老百姓普及中医药文化知识

及养生保健方法，因此在保证科学性与专业性的前提下，将介绍的内容趣味化（通俗易懂）、生活化（贴近实际）、方法化（实用性强）。

1. 科学性：作为科普丛书，科学性是第一要素。中华中医药学会治未病分会委员会组织行业内的知名专家学者编撰本套丛书，并进行反复推敲与审校，确保科普知识的科学性、专业性与权威性。

2. 通俗性：本书在编写过程中肩负着重要的使命，就是如何让深奥的中医药知识科普化，使博大精深的中医药理论妙趣横生，从而能够吸引读者。因此，我们对中医药理论进行反复"咀嚼"与加工，使文字做到简约凝练、通俗易懂。

3. 实用性：本书内容贴近实际，凝练了老百姓日常生活中常遇到的健康问题，重视以具体问题为导向，如小孩磨牙、老年人关节疼痛、女性更年期综合征、男性前列腺问题等，不仅使读者产生共鸣，发现和了解生活中的常见健康问题，同时授之以渔，提供中医药干预思路，做到有方法、实用性强。

总之，《全民阅读·中医科普进家庭丛书》每一分册各具特色，对传播中医药文化、指导老百姓的养生保健有良好的作用。在此特别感谢中华中医药学会治未病分会、湖南中医药大学、湖南医药学院等单位对本套丛书编撰工作的大力支持。对一直关心、关注、支持本套丛书的专家学者表示诚挚的感谢。

由于时间比较仓促，加之编者水平有限，难免存在一些不足之处，恳请广大读者提出宝贵的意见和建议，以便有机会再版时修正。

中华中医药学会治未病分会主任委员

湖南中医药大学教授、博士生导师　何清湖

湖南医药学院院长

2022 年 12 月

前 言

惊艳璀璨的中医特色疗法

中国医学是一个伟大的宝库，是我国国粹之一。很难想象，有一门医学从理论到药物再到治疗方法，能够如此系统、全面。仅仅是种类繁多的特色疗法，就足以惊艳世界。对于一种疾病，除了选择中药汤剂"良药苦口利于病"，还可以使用推拿、针刺、艾灸、拔罐、药膳等方法，甚至可以用香囊来"闻香治病"。《医学入门》中就明确说明："药之不及，针之不到，必须灸之。"中医先贤们留下来种类繁多的特色疗法，于患者而言，这是多了生的希望。

很多人看病时喜欢选择中医院，因为除了口服药片、输液等，还有很多可以接受的治疗方法。一个十个月大的宝宝患有便秘，吃药对于孩子来说太艰难了，但进行清胃经、清大肠、摩腹、揉龟尾、推下七节骨等小儿推拿常用手法治疗后，过了十几分钟孩子就排便了；身体虚弱、经常生病的患者每天坚持习练"八段锦"，一个月后身体明显强健，即便在寒冷之冬也没有生病；失眠两年多、每天只能睡两个多小时的患者，大夫用王不留行籽贴了耳穴后，晚上自己坐在沙发上捏着耳朵，居然不自觉地进入梦乡，一觉睡到大天亮……

这就是惊艳璀璨的中医特色疗法。每一种特色疗法都有它擅长的领域，有它独特的优势。推拿疗法，既可以疏通全身经络，又可以直击病变部位；食疗药膳让人在尽享美味的同时悄然祛除疾病等。这些中医疗法，像是一个个音符，构成了美丽的乐曲，又像是一幅画上的山、水、树、人，构成了美丽的画卷。更重要的是，它们发挥了中医药"简、便、廉、验"的优势，更少的花费却取得了更好的治疗效果，这也是中医特色疗法在中华文明五千年里生生不息，并随着全球化越来越受到世界各国欢迎的根本原因。

中医疗法浩如烟海，本书由于篇幅限制，难以全部言说，只选取了一些常见的疗法，还有很多未付诸笔端。晋代文人陶渊明著有一篇文章叫《桃花源记》，文中说道："缘溪行，忘路之远近。忽逢桃花林，夹岸数百步，中无杂树，芳草鲜美，落英缤纷……便舍船，从口入。初极狭，才通人。复行数十步，豁然开朗。"希望本书能如桃花源的入口一般，让各位读者通过阅读本书对种类繁多的中医特色疗法有更多、更深的认识；希望本书能抛砖引玉，让更多人学中医、信中医、用中医，将中医药进一步发扬光大！

张金波　李点

2022 年 12 月

目 录

第一章 针灸

第一节	源自远古时期的针刺术	003
第二节	艾灸治病的秘密	006
第三节	针灸为什么能成为非物质文化遗产	009
第四节	针灸为什么效果好	011
第五节	扎针痛不痛	013
第六节	常见的灸法有哪些	015
第七节	家中艾灸要注意	018
第八节	针灸治疗常见病	020
第九节	缪刺防治结节类疾病	023

第二章 推拿

第一节	推拿的奥妙	027
第二节	推拿为什么又舒服又能治病	030
第三节	推拿的常见手法	031
第四节	推拿疗法的禁忌	035
第五节	神奇的小儿推拿	037
第六节	成人常见病的推拿治疗	041

第三章 拔罐

第一节	拔罐为什么能把病"拔走"	049
第二节	罐印传递了哪些信息	052
第三节	留罐、闪罐、走罐法何时用	054
第四节	罐在身上留多久	057
第五节	常见病的拔罐治疗	059

第四章 刮痧

第一节	为什么会出痧	063
第二节	刮痧从何而来	065
第三节	刮痧为什么能治病	067
第四节	刮痧前请做好这些准备	070
第五节	刮走病痛	074

第五章 外敷

第一节	外敷疗法的起源与发展	079
第二节	热敷还是冷敷	081
第三节	外用膏药	082
第四节	穴位敷贴	083

第六章 导引术

第一节	沿着经络导引起来	091
第二节	五禽戏	094
第三节	八段锦	099
第四节	易筋经	107

第七章　药膳食疗

第一节	药食同源，说一说饮食疗法	117
第二节	药茶——品茗祛疾	122
第三节	药酒疗疾	125
第四节	药膳食疗巧治常见病	128

第八章　其他疗法

第一节	香佩疗法——闻香治病	141
第二节	热熨疗法——寒则热之	143
第三节	耳穴疗法——小籽大用	144
第四节	药浴疗法——洗走疾病	146

第一章
针　灸

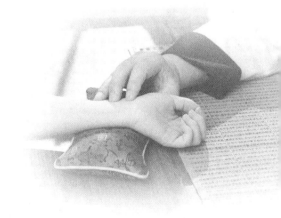

第一节　源自远古时期的针刺术

中华文明源远流长、博大精深，数千年来耀眼辉煌，历久弥新而又具有旺盛的生命力。在灿烂的传统文化中，中医学中的传统针刺术则更为悠久、神秘，甚至可以追溯到遥远的远古时代，那些刀耕火种、茹毛饮血的时代。针刺术就是在石器的敲打声中逐渐形成的，这是一个意外的发现，也是先人的智慧火花。

1. 针刺术——从远古走来

在很久很久以前，当时我们的祖先还是衣不蔽体，身上裹着树皮，白天就在森林里、草原上追逐猛兽，晚上就在山洞里睡觉，抵御寒冷。后来，一个偶然的机会我们的祖先学会了使用火，从此他们就可以吃熟食了。但他们总是在山林间、岩石上奔跑，难免会磕磕碰碰的，也会被野兽咬伤，很多人受了外伤之后就因为失血过多，伤口感染而失去了生命。相传，有一次一个人不小心又受了伤，两三天后伤口开始感染化脓，皮肤上也肿起了一个大包。大家都明白过不了几天，这个同伴也要像其他受伤的人一样离开这个世界。晚上这个人疼得一直在呻吟，旁边的人看着实在是心疼，但也无能为力。这时候，其中一人发现了地上刚刚敲碎的石块，有些石块十分锋利，他也顾不上想太多，直接拿起石块把同伴身上肿起的脓包割破了。神奇的是，过了一段时间这个小伙伴的伤竟然好了。这就是古老的针刺术，砭石针刺的最初发现。

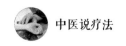

2. 针刺的不断发展——从砭石到九针问世

针刺术属于传统的中医外治法,从砭石发展而来。《说文解字》中有载"砭,以石刺病也",先人偶然发现可以用砭石来切割疮疡、刺散瘀血,这就是针刺术最早的起源。进入新时器时代后,先人已可磨制石器,自然也就从用砭石切割发展成了用磨制的石针进行针刺,也不再只用于排脓逐瘀了。随着经络理论逐渐发展成熟,人们发现针刺疼痛的部位或者特定部位有治疗效果,古籍中也有"以痛为腧""天应穴""阿是穴"的记载。古代的针具除了石针外,还有骨针、竹针等。

随着生产力的发展,石器时代的石针演变发展为金属针。春秋战国时期,针具发展成九种形制用于对各种疾病的治疗,《黄帝内经》称之为"九针"。九针的出现标志着针刺疗法的形成。《灵枢·官针》言"九针之宜,各有所为,长短大小,各有所施也,不得其用,病弗能移",说明了九针形状、功用皆有不同,应根据不同的病情选用不同的针具来进行治疗。随着中医理论的成熟,针刺方法也得到了不断的丰富和发展。

3. 内病外治出奇招

据史书记载,春秋战国时期,神医扁鹊路过虢国时听闻虢国太子因患暴疾而死。扁鹊来到宫门口,看到许多人都在祈祷求神,于是就问一个喜欢医术的中庶子:"太子'死'了多长时间?"中庶子说:"从公鸡啼鸣到现在。"扁鹊问:"收殓了吗?"中庶子说:"还没有,还不到半天时间呢。"扁鹊说:"我是齐国勃海郡郑的秦越人。听说太子不幸'病死',我能让他活过来。"中庶子和在场的所有人当然都不相信,人死怎么可能复生呢?大家都满脸疑惑地看着扁鹊。扁鹊仰望天空叹息说:"我在各国各地行医数十载,我讲究的医道,不需要按脉搏、望气色、听声音、看形态,只要说出生病的地方,知道了病在体表的表现,就能推断内在的病机,了解了内在的情况,就能推断反映在体表的表现。体内的病因可以从外表得到印证。"

扁鹊接着又说:"太子这时耳朵应该有声响,鼻翼扇动,顺着双下肢到阴部应该还有温度。"太医重新为太子诊视,果然如扁鹊说的那样,虢国国君也同意扁鹊为太子治病。扁鹊说:"像太子这样的病,就是人们所说的'尸厥'。太子其实并没有死。"扁鹊和弟子行针刺治疗,不一会儿太子就苏醒了,又使用外敷热熨之法,过了一会儿太子就能起来坐了,又服了些汤药后便痊愈了。

针刺术是中医学的一种治疗疾病的特色方法,是一种内病外治的治疗方法,属于中医外治法的范畴。《黄帝内经》中载有"视其外应,以知其内脏,则知所病矣",《丹溪心法》中有载"有诸内必形之于外"。人体是一个整体,体表与体内、经络与腧穴、官窍与内脏均有特定联系,疾病大多以其一定的病候表现于外,即有痹于外,而痿于内,瘕于内,而癥于外的发病规律。由此可见,脏腑功能与肌肤九窍关系密切,通过外治的方法可以治疗身体内部的疾患。针刺术就是通过经络、腧穴的传导作用及一定的针刺操作方法来治疗全身疾病的,治疗时首先找出病因,辨别病性,明确病变部位,做出诊断,然后确定相应的配穴处方进行治疗。针刺可疏通经脉、调和气血,使阴阳归于相对平衡,脏腑功能趋于调和,从而达到病结于内,以解结于外的防治疾病的目的。

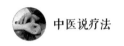 中医说疗法

第二节 艾灸治病的秘密

说起艾灸,大家想必都不陌生,都能说上一两句艾灸有什么作用。艾灸与我们的生活关系密切,是中医防病治病的一大法宝,是生活中必不可少的健康卫士。那么艾灸到底是什么?有什么样的作用?现在就让我们走近艾灸,揭开它的神秘面纱。

1. 艾灸初印象

艾灸,顾名思义,就是用艾作灸,艾就是艾叶,灸的意思就是用火熏烤。中医针灸疗法中的灸法,指的是点燃以艾绒为主要燃烧材料做成的艾炷、艾条等,熏烤体表的穴位或者病变部位,通过激发经气的活动等来达到防病治病目的的一种疗法。灸法和针刺术一样起源于远古时代,在人类掌握如何用火之后。因为它的作用机理和针刺术有相近之处,并且与针刺术有相辅相成的治疗作用,通常针、灸并用,故称为针灸。

2. 灸不离艾——艾叶的神奇你想不到

因为艾灸以艾叶为主要原料,想要探究艾灸的奥秘,我们首先得了解艾叶。艾叶早已有之,我国古代已对它有了较深入的认识。陶弘景《名医别录》著有:"艾叶味苦,微温,无毒。主灸百病,可作煎,止下痢,吐血,下部䘌疮,妇人漏血,利阴气,生肌肉,辟风寒,使人有子……又,艾,生寒熟热。"艾叶在经过炮制后能够显著增强其诸多功效。《景岳全书》中也对艾叶的功效有详细的记载:"能通十二经,而尤为肝脾肾之药。

善于温中逐冷除湿，行血中之气、气中之滞。凡妇人血气寒滞者，最宜用之……或生用捣汁，或熟用煎汤；或用灸百病，或炒热敷熨，可通经络；或袋盛包裹，可温脐膝，表里生熟，俱有所宜。"中医学认为艾叶有逐寒湿、止痛、温经、止血、安胎等作用，现代药理学研究显示，艾叶具有抗菌、抗病毒、止血、抗凝血、镇静及抗过敏等作用。艾叶同时也可制作成"艾叶茶""艾叶汤""艾叶粥"等食疗方。

3. 灸——奇妙的催化剂

艾灸疗法是以艾为主要材料，在人体的经络、穴位或治疗部位进行熏灸，借助灸火的热力传导给人以热力刺激，从而激发经气、温通气血的方法。在艾灸治病的过程中，灸的选用尤为重要，是临床疗效能否发挥的关键环节。艾灸器具的选择，施灸的部位、距离，艾灸的时间，艾灸的操作方法，以及适应证等，都与艾灸的最终治疗效果息息相关。灸法的临床适应证较广，可以改善脂代谢、糖代谢等以治疗高脂血症，可消肿止痛以治疗关节炎等风湿性疾病，可温经止血以治疗崩漏等妇科疾病。

4. 艾灸的"庐山真面目"

（1）调和阴阳

《黄帝内经》言"阴阳者，天地之道也，万物之纲纪，变化之父母，生杀之本始，神明之府也"，人体阴阳失衡是疾病发生发展的根本。运用艾灸疗法可行调和阴阳之功。

（2）温通经络，散寒除湿

寒者温之，艾叶性温加之点燃熏灸，可使热力深入，温气行血，因此艾灸具有温通经络、散寒除湿、调理气血、宣痹止痛之功效，对虚寒性疾病的治疗大有益处。

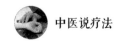

（3）行气活血，消瘀散结

血随气行，气得温则行，血见寒则凝，气行则血行。艾灸时可产生温热刺激，使气血协调、营卫和畅，血脉和利则可使气血畅通，瘀结消散。

（4）培补正气，延年益寿

艾灸通过温通的作用祛除邪气，升发阳气，进而培补正气；能温中补虚，补中益气，延年益寿。

临床上遇到过一位女性患者，当时正值夏天，患者就诊的时候穿着一件薄薄的羽绒服，我一询问得知她经常感觉小腹冷痛，痛经，出虚汗，体弱无力，尤其不敢受一点凉，否则就会出现腹泻。经过辨证，患者属痛经病胞宫虚寒证，给予中药调理的同时每隔一天对小腹部进行一次艾灸，使用的壮数较多。患者坚持治疗一个多月后，上述症状逐渐好转，又坚持治疗一个月后诸症消失。

第三节　针灸为什么能成为非物质文化遗产

2010年11月16日，联合国教科文组织保护非物质文化遗产政府间委员会在内罗毕审议通过中国申报项目《中医针灸》和《京剧》，将其列入"人类非物质文化遗产代表作名录"。中医针灸是中华民族的璀璨创造，是中国先民智慧的结晶。成为非物质文化遗产是中医针灸的高光时刻，是对中医针灸的褒奖。那么什么是非物质文化遗产？针灸为什么能成为非物质文化遗产？

1. 非物质文化遗产——世界的瑰宝

非物质文化遗产说白了是指被各社区、群体，有时是个人，视为其文化遗产组成部分的各种社会实践、观念表述、表现形式、知识、技能，以及相关的工具、实物、手工艺品和文化场所。首先是以人为主体，其次是具有鲜明的特征，世代传承且没有消亡，再一个就是具有研究价值，包含着难以用语言表达的意义、情感，体现着特有的思维方式、审美习惯，蕴藏着传统文化的最深层次的根源，保留着民族文化的原生状态。世界遗产就是世界人民的文化财富，是世界文化之林的独特瑰宝。

2. 针灸——伟大先民的创造

针灸有着上千年的发展史，是伟大的中国古代人民在生产生活中逐步创造并发展应用的一种独特的中医疗法。从远古时代的砭石到九针，从石针到铜针、铁针、银针等，从"以痛为腧""阿是穴"到循经取穴、定位取

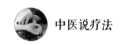

穴，从单纯的切割、针刺到提插补泻等手法，针灸历经数千年的发展，融入了历代医家的智慧，世代相传。针灸与人们的生产生活密切相关，很好地服务了中华儿女。

3. 中医针灸，独一无二

中医学有着独特的医学理论体系和丰富的临床实践经验，中医针灸是中医学独有的特色疗法，有非常好的临床疗效。中医针灸没有在历史长河中消亡，而是在发展中形成了自己独特的治疗优势和特点。中医针灸有着广泛的适应证，可用于内、外、妇、儿、五官等多种疾病的治疗和预防。中医针灸治疗疾病的效果迅速、显著，操作易行，医疗费用经济，副作用小，又可以协同其他疗法进行综合治疗。这些都是中医针灸作为非物质文化遗产的独特性所在。

4. 中医针灸——珍贵的文化财富

作为中华文化的一部分，中医针灸是一笔珍贵的文化财富。针灸从远古中走来，经历了许多波折，能够保留到现在实属不易。直到现在，中医针灸仍有许多神奇的地方不为人所知，具有很高的研究价值。成为世界非物质文化遗产有利于更好地传承发扬优秀的中医药文化，中医针灸正在走出国门，走向世界，造福世界人民。

第四节 针灸为什么效果好

很多人心中可能都会有类似的疑问：针灸为什么有那么好的疗效？简简单单的一根银针，为什么一扎就能治好疾病？在皮肤附近简单地用艾条熏烤一下，竟然能治好多年来的老毛病？现代科学家们对此也做了大量的研究，越来越多更深层次的研究也在继续进行。

1. 中医针灸——实践检验

从古至今，中医学为我们的健康保驾护航，在医疗实践的长期积累下形成了独特的理论体系。大家都知道神农尝百草的故事，反映的是中药发展的艰辛历程。一代又一代人在不断的尝试和探索中寻找治疗疾病的有效方法。中医针灸也是这样，由最早的"以痛为腧"到经穴、经外奇穴等的确定，穴位数量由《黄帝内经》所载的约160穴到《针灸甲乙经》记载349穴，再到清代《针灸逢源》中的361穴，腧穴内容得到了不断扩充。针灸学也逐渐走进了百姓的生活。

2. 中医理论——经络体系的发展

针灸的良效与中医理论密不可分，特别是经络学说的创立和发展。古人在很早的时候就发现，人体出现不适的时候，身体的特定区域就会出现疼痛或不适，按压后这类症状就会减轻，有的时候本来是头痛，按了一下脚上的某些区域，头竟然就不痛了。慢慢地，人们发现一类脏腑疾病的外在体现总是呈线状分布或有其他分布规律，通过针刺、艾灸等就可以治疗

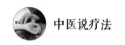

相应的脏腑疾病，由此经络学说逐渐产生。人们认为内在的脏腑和体表的皮肤肌窍是通过经络来联系和进行气血沟通的，后来又把经络分类并与各脏腑相联系，将各个穴位也归属于不同的经脉，根据疾病特点选择不同的经络及穴位以达到治疗的目的。自从有了经络学说的系统指导，针灸学的发展也越发成熟。

3. 历代医家的创新与发展

《黄帝内经》是古代医家的智慧结晶和经验总结，它的问世奠定了针灸学基础理论，比较完整地介绍了经络腧穴理论、刺灸方法和临床治疗。魏晋时期，皇甫谧整理了大量的古代针灸文献和专著，编著了《针灸甲乙经》，这是第一部体系比较完整的针灸专作。魏晋隋唐时期，针灸还传入了日本、朝鲜等国家，是针灸走向世界的先导。后来，历代医家推行针灸标准，开办学堂，改进针灸器具，形成了许多特色鲜明的针灸学术流派。

第五节 扎针痛不痛

一提到针，人们常会心中一震，可能很多人还会记得小时候到医院打针的噩梦，认为扎针一定很痛。那么扎针到底痛不痛呢？

1. 酸麻胀痛就对啦

扎针的感觉实际上和我们通常所常说的疼痛感不太一样。当针刺入腧穴一定深度并行针时，针刺部位会产生特殊的感觉，我们将这种感觉称为得气，也叫针感。针刺治疗能否取得更好的疗效，有没有得气是关键。得气时，患者和医生都能感觉到。患者的感觉是有酸、麻、胀、重、痒等感觉，或者有沿着一定部位向一定方向扩散传导的感觉；医生的感觉则是针下有沉紧涩滞感，下针时紧，进针后松，前紧后松。当然，扎针是否会痛还与进行治疗的医生的技术有关，一定要到正规医院接受治疗，不可自己轻易尝试。

2. 针刺止痛效果好

扎针不仅不会引起过强的疼痛感，反而还有止痛的效果。疼痛，不论由什么原因引起，或压迫，或烧灼，或外伤，或劳损，或寒凝，或热滞等，其核心病机都离不开气机不畅，如腹痛的患者针刺后常能感觉到痛处的气散开了。针刺往往可以迅速取得止痛的效果，且针刺不但可以止痛治标，还可以平衡阴阳、调和脏腑以治本。针刺能够缓解疼痛就是因为针刺能够刺激经络穴位，促进经气运行，气机一通，疼痛自去。大家熟悉的各种急

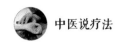 中医说疗法

慢性疼痛，比如常见的头痛、肩痛、腰腿痛、腹痛、骨折疼痛、风湿性疾病关节疼痛、腰扭伤疼痛等，都可以尝试针刺止痛。

曾治疗一男性患者，年过五十，有多年的胃病史，总是胃痛，时轻时重，西医治疗效果不太明显。患者因为胃痛睡眠非常不好，食欲大减，面色萎黄。结合舌脉，四诊合参，从中医学角度认为这是脾胃虚弱所致的胃痛，当以补虚、培正固本为主，故针刺与中药并用，取脾、胃经及相关经脉穴中脘、天枢、足三里、肾俞，以补肾培元、健脾和胃、止痛，标本兼治，口服中药以扶助脾肾、补中益气为法。三四次针刺治疗后，患者疼痛完全消失，继予中药口服，患者渐觉诸症减轻，一月后愈。

第六节 常见的灸法有哪些

灸法作为特色中医外治法之一，发展到今天形成了许多各具特色的灸法。常用灸法可分为艾灸及其他灸法，其中艾灸可分为艾炷灸、艾条灸、温针灸和温灸器灸，其他灸法指的是一些不以艾条为原料的灸法，也称非艾灸。如果细分的话，艾炷灸又分为直接灸和间接灸，直接灸分为无瘢痕灸和瘢痕灸，间接灸又有隔蒜灸、隔盐灸、隔姜灸、隔药饼灸等的分类。艾条灸可分为悬起灸和实按灸，其中悬起灸主要包括温和灸、雀啄灸及回旋灸，实按灸主要包括太乙神针及雷火神针。下面为大家简单介绍一下不同灸法的操作及适应证等内容。

1. 艾炷灸
（1）直接灸

直接灸包括非瘢痕灸和瘢痕灸，是将大小适宜的艾炷直接放在皮肤上施灸的一种方法。进行艾灸时需要令皮肤化脓形成灸疮，愈合后留有瘢痕的，我们称之为瘢痕灸；不用令皮肤化脓，不留瘢痕的，则称为无瘢痕灸。

无瘢痕灸，又称非化脓灸，艾灸前先在穴位或治疗部位涂以少量的凡士林，使艾炷便于黏附，然后放置大小适宜的艾炷，用火点燃艾炷，当艾炷燃剩 2/5 或 1/4 时，患者一般会感到有轻微的烧灼感，这时移去艾炷，换另一壮艾炷继续进行艾灸，根据病情按规定壮数灸完，通常以局部皮肤红晕而不起疱为宜。因为皮肤没有灼伤，所以灸后不化脓，不留瘢痕。此法一般用于治疗虚寒性疾病。

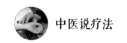

瘢痕灸，又被人们称作化脓灸，进行操作前先将所灸部位涂以少量的大蒜汁，为的是增加黏附和刺激作用，然后放置大小适宜的艾炷，点燃艾炷，每壮艾炷燃尽，除去灰烬后，才可以继续放置新的艾炷，根据病情燃够相应数量的艾炷。艾灸时由于会灼烧皮肤，因此疼痛感比较强烈，这时可以用手在穴位周围轻轻拍打，以缓解疼痛。瘢痕灸在临床上常用于治疗哮喘、慢性胃肠病、瘰疬等疾病，因这种灸法治疗后留有瘢痕，故应慎用，治疗前需征得患者同意。

（2）间接灸

间接灸，也叫隔物灸，有隔姜灸、隔蒜灸、隔盐灸、隔附子饼灸等，是用药物将艾炷与皮肤隔开施灸的方法。

以隔姜灸为例，取一大块生姜，沿着生姜的纹理纵向切片，每片的厚度为0.2～0.5厘米，直径根据艾灸部位和选用的艾炷大小而定，中间用针穿刺数孔，然后放在准备治疗的部位上，将大小适宜的艾炷放在姜片上，点燃艾炷，当局部有灼痛感时可以将姜片稍微提起，或者缓慢移动姜片，艾炷燃尽后可更换艾炷再灸，一般每次可灸5～10壮，以局部潮红为宜。本法主要有温中、祛寒、止呕、解表等功效。

隔蒜灸、隔盐灸、隔附子饼灸等与隔姜灸的操作方法大致相似，只是由于所用药物不同，相应的功效也有所不同。

2. 艾条灸

艾条灸，是将艾绒平铺在桑皮纸上，然后卷成圆柱形的艾条，将一端点燃后对准穴位或治疗部位施灸的方法。艾条灸根据操作方法的不同可分为悬起灸和实按灸两类，悬起灸又可分为温和灸、雀啄灸、回旋灸等。

温和灸，是施灸时将艾条的一端点燃，对准穴位或患处，在距离皮肤1.5~3厘米的位置进行熏烤的方法，以患者局部有温热感而没有灼痛感最为适宜，一般每处灸5~7分钟，以皮肤红晕为度。

雀啄灸，是施灸时艾条点燃的一端与穴位或治疗部位间距离不固定，像鸟雀啄食一样，一上一下活动施灸的方法。

回旋灸，与雀啄灸一样，施灸时艾条点燃的一端与穴位或治疗部位间距离不固定，不同的是此法做均匀的顺时针或逆时针旋转施灸。

3. 温针灸

温针灸是针刺与艾灸相结合的一种方法，在针刺留针的过程中，将艾绒搓成团包裹在针柄上点燃，通过针体将热力传入穴位。这种艾灸方法具有温通经脉、行气活血的作用，适用于寒盛湿重、经络壅滞证之关节痹痛、肌肤不仁等。

4. 温灸器灸

温灸器灸是使用温灸器施灸的方法。温灸器根据材质的不同可分为铜制灸器、不锈钢灸器、竹制灸器等，临床常用的有温灸盒、温灸筒等。以温灸筒为例，筒内多套有小筒，小筒四周有孔，施灸时将艾绒或加掺药物的艾绒装入温灸器的小筒，点燃后，将温灸筒的盖子盖好，放在穴位处或者施灸部位，以施灸部位皮肤红润为宜。温灸器灸法有调和气血、温中散寒的作用。

随着现代科学技术的发展，出现了电子艾灸设备，这类新型的电子艾灸操作简单，基本具备传统艾灸的功能，还可以使用针对不同疾病的特色灸片，具有无烟、防烫伤、便携等特点，是传统灸法的一种创新！

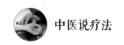 中医说疗法

第七节　家中艾灸要注意

如今，越来越多的人会尝试在家进行简单的艾灸操作。但是在家中自行操作毕竟不同于到医院接受治疗，需要更加注意，下面就为大家简单介绍一下家中艾灸时的注意事项。

购买艾灸条、艾炷时要选择正规厂家，并确定在有效期内。有人看到这个问题会心生疑惑，认为艾条、艾炷都是一个样，没有什么明显的区别，而且这东西竟然还有有效期？大家要注意了，可别小瞧了艾灸、艾炷，它们的制作是很有技术含量的。艾条、艾炷中的艾绒需要厂家将艾叶反复晒杵、捶打、粉碎，还要筛除杂质、粉尘，才能得到像棉絮一样的艾绒，而后卷起制成艾条或艾炷。所以，不同厂家生产的产品质量千差万别，有的会以次充好，里面的艾绒含量较小，燃烧速度快，影响疗效。另外，艾条、艾炷如果放置时间过久、保存不当的话容易受潮变质，功效也会大打折扣。

艾灸作为一种中医治疗方法，应用前需要咨询医生的意见，听从专家的指导，并按照正规要求来做。艾条、艾炷的大小，艾灸的时间，部位的选择，壮数的多少，烧灼感的程度，皮肤的表现等，都与疗效紧密相连，需要提前咨询。如果辨证不准确、穴位选择不合适等，要么收效甚微，要么反而会加重病情，得不偿失，因此必须由专业医生进行辨证取穴。艾灸的操作应以适宜为度，过轻或者过重都不可取，过轻得不到应有的疗效，达不到治疗目的，过重则容易导致皮肤烫伤，甚至会留下瘢痕。

还有一点要特别注意，艾灸若操作不当容易引起火灾，给生命和财产

安全带来危害,因此进行艾灸操作时首先应该选择相对空旷的房间,尽量避开易燃易爆物品,同时操作的过程中要注意用火安全,操作后确保艾条、艾炷完全熄灭,防止未熄灭的艾条、艾炷引燃其他物品。

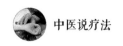

第八节 针灸治疗常见病

针灸现在之所以这么普及,风靡全球,就是因为针灸的适应证非常广,上到头,下到脚,人们生活中遇到的常见病都可以用针灸来治疗,如感冒、发烧、头痛、腹胀、嗳气、腰腿痛、失眠等常见病。

1. 扎四缝,孩子不挑食了

现在大家的生活条件好了,鱼、虾等海鲜及其他肉类餐餐可见。但是也正因如此,吃饭反而成了很多父母最头痛的问题。孩子偏食、厌食,爷爷奶奶、爸爸妈妈追着给孩子喂饭的情况非常普遍。大人们想尽办法给孩子做各种好吃的,可孩子就是不喜欢。可以说在一些家庭中,给孩子喂饭这件事最让人焦心,孩子每次吃饭都像是一场没有硝烟的"战斗"。事实上,这类孩子挑食大多与积食有关。胃腑以通为用,食积胃中,胃腑不畅,孩子当然不会愉快地吃饭了。这时候,一个最简单的办法——扎四缝,就可以解决了。四缝穴是经外奇穴,很容易找到,就在孩子第2~5指掌面,近端指间关节横纹中央。扎四缝能很好地改善和治疗小孩胃口不开的问题,据临床观察,小儿积食大多由脾虚食积,内生湿邪所致,针刺此穴可以清热除烦,调和脏腑,提高胃肠道消化功能。如果针刺下去,流出的是水样液体,说明孩子脾虚生湿;如果流出的是黄色、黏黏的液体,说明是湿郁化热阻脾。扎四缝既可以诊断出孩子发生厌食的原因,同时也可以起到治疗作用。如果感觉孩子积食不是特别严重,家长也可以自己拇指的指甲掐孩子的四缝穴,但是要注意力度。扎四缝的操作需要到医院由专业医生辨证进行。

2. 灸身柱，身板结实

小儿的生长发育问题也是家长们非常关心的焦点问题，担心孩子长不高，担心孩子发育不良。这时候，儿科医生经常会用艾灸之法给孩子灸身柱穴。那么，身柱穴在哪里？有什么功效呢？下面就为大家简单介绍一下身柱穴的位置和功效。

身柱穴在人体的背部，我们低头时会看到肩背部正中央有个最高的隆起，往下摸3个椎骨，也就是第3胸椎棘突下就是身柱穴的位置。身柱，顾名思义，含有全身支柱的意思，取穴时一般取自然正坐位平肩，略向前低头。身柱穴是督脉上的重要穴位，有健脑益智的作用，经常艾灸有助于补肾固本，健全小儿神经系统，促进大脑发育，增强智力。医书典籍记载身柱穴也有补益肺气、止咳平喘、温化痰湿、健脑益智、防病强身的功能，治疗儿科多种常见病。所以，身体虚弱、个子瘦小、经常生病的孩子，可以灸一灸身柱穴。

3. 小儿遗尿——针灸有妙招

养儿不易，宝爸宝妈们往往会遇到各种各样的问题。其中，孩子尿床就很让父母头痛。孩子尿床在中医学里被称为小儿遗尿，临床中非常常见。一般情况下，孩子在三四岁时就有自主控制排尿的意识了，如果到五六岁时仍然尿床，就属于小儿遗尿了，应积极寻求治疗，否则将会影响孩子的身心健康。那么，应该如何治疗小儿遗尿呢？有哪些行之有效的好方法呢？

中医针灸是一种不错的外治方法。小儿遗尿大多是虚证，中医学认为肾与膀胱相表里，肾司二便，因此小儿遗尿多与肾脏有关，临床上以肾气不足者多见，因此在治疗上应以调理肾脏功能为主。针灸时选取的穴位主

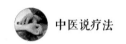

要是足少阴肾经、足太阳膀胱经等经络上的穴位,常用的穴位有关元、中极、膀胱俞、三阴交等。这四个穴位能够起到培补元气、固摄下元、振奋膀胱气化功能及益气健脾固肾等作用,从而达到治疗小儿遗尿的目的。

　　针灸作为中医疗法中的一种,同样需要辨证论治。遗尿伴有神疲乏力、手脚冰凉等情况的小儿多属肾气不足,可以加上肾俞、命门、太溪等穴位;遗尿伴有胃口差、大便稀、容易出汗等情况的小儿多属脾肺气虚,可以加上肺俞、气海、足三里等穴位;遗尿伴梦多者,可以配合针刺百会、神门这两个穴位。总的来说,小儿遗尿也应辨证论治,如此才能达到理想效果。

第九节 缪刺防治结节类疾病

循经探结缪刺法是当前临床较为常用的一种外治方法,结合针刺、放血、拔罐等疗法,主要应用于防治结节类疾病,如肺结节、甲状腺结节、乳腺结节等疾病。

1. 什么是缪刺法

循经探结缪刺法是循经揣穴,找到结节在经络上的反应点,选用刺络、放血、拔罐疗法,即"病结于内而解于外"。中医学认为,人体是一个整体,体表与体内、经络与腧穴、官窍与脏腑均有特定联系,有诸内必形诸外,任何疾病都以其一定的病候表现于外,其中与人体内外联系非常密切的就是经络系统。营卫贯通、气血调和等均有赖于经络系统的正常运行。若邪客于经络,必将影响营卫的功能,经络内外气血津液的运行输布、代谢的紊乱,可致经络中不同程度的气滞、血瘀或津阻等,日久则痰湿浊瘀互结。结节类疾病腠理玄府密塞,痰湿浊瘀互结,有其内,必有其外,脏腑的问题必然循其经络而反映于皮部,外邪也会随经浸透于脏腑而发病。因此在治疗上可循所病脏腑之本经及其表里经,循经揣穴,找到结节在经络上的反应点,选用刺络、放血、拔罐疗法。缪刺法不但能直接祛除病邪,更重要的作用在于解表疏腠扩络、疏通络道、化瘀散结,不但能够防治良性结节类疾病,在防治各种肿瘤,促进瘤体缩小等方面也有较好的疗效。

2. 适用范围

肺部结节:Ⅰ、Ⅱ期肺癌术后,经 CT 扫描发现有肺部结节,包括磨玻璃结节;或经 CT 发现肺磨玻璃结节未行手术,平均直径 ≥ 6 毫米,一般

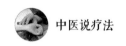

不超过12毫米，边缘有毛刺和分叶，内部密度不均表现为单发或多发的实性结节或者混杂性结节。治疗时多选手太阴肺经之络、手阳明大肠经之络进行循经探结缪刺、放血、拔罐。

甲状腺结节：视诊或触诊中发现结节或肿块；甲状腺B超检查显示囊肿、混合性结节或实质性结节三种基本图像。治疗时多选足阳明胃经之络、手阳明大肠经之络、足厥阴肝经之络进行循经探结缪刺、放血、拔罐。

乳腺结节：乳腺B超示乳腺结节BI-RADS分级2级属良性病变，可基本排除恶性；3级大概率为良性病变；4级可能属恶性病变，恶性率2%~95%。治疗时多选足阳明胃经之络、足太阴脾经之络、足厥阴肝经之络、足少阴肾经之络进行循经探结缪刺、放血、拔罐。

另外，输卵管阻塞性不孕有类似于上述结节类疾病的病因病机，也可使用循经探结缪刺法进行治疗：输卵管通液术或通气术2次且均不通畅；子宫输卵管造影证实输卵管不通畅，存在阻塞；宫腔镜下做输卵管通液，证实输卵管不通畅或不通。治疗时多选足厥阴肝经之络、足太阴脾经之络、足少阴肾经之络进行循经探结缪刺、放血、拔罐。

第二章
推 拿

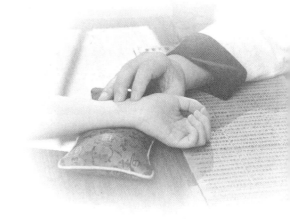

第一节 推拿的奥妙

推拿，古时候又称作"按跻""按摩"。推拿和针灸一样，也有着悠久的历史，因为操作简单、疗效显著，如今更是深受广大人民的喜爱，各类推拿诊所如雨后春笋般成立，各级医院和其他医疗机构也都设置了推拿科。随着社会的发展，人们的生活水平逐步提高，预期寿命也提高了很多，医学也随之逐步由以前的仅以治病为主转向重视预防、保健、康复等，这样以推拿为主要载体的康养保健就变得尤为重要。那么推拿是什么呢？推拿是如何产生并发展的？推拿的奥妙又有哪些呢？下面为大家一一道来。

1. 什么是推拿

提到推拿，大家第一印象就是"按摩"，其实二者有相似之处，但并不完全一样。正如前面提到的，推拿疗法古称按摩，按摩（英文写作"massage"），所指的动作相对简单，推拿则是中医学里的一个独立的分支，是规范的用语。简单来说，推拿是指用手在人体上，尤其是经行穴位处，用推、拿、提、捏、揉等特有的推拿手法来进行治疗的一种非药物的自然、物理疗法，根据不同病情可选用不用的推拿手法，使用不同的力度，具有疏通经络、行气活血、祛邪扶正、调和阴阳的功效，达到治病保健、延长寿命的目的。

2. 推拿从哪里来

我国很早就开始有推拿医疗的活动，可以追溯到远古时代。人们在野

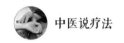

外追逐猛兽，在山岩间行走跳跃，遇到意外受伤后会本能地用手去按摩疼痛的地方，这时会感觉到疼痛减轻或消失了，从此以后每当身体某个部位出现疼痛的时候就会用手去按摩，慢慢地人们发现在不同的部位使用不同的手法和力度，产生的效果也会不一样。后来，在人们长期实践的过程中形成了这种独特的疗法，其理论体系也逐步完善。

推拿的奥妙我们可以从古人的记载中了解到一些。东汉著名医家张仲景的《金匮要略》中介绍了前胸按压抢救和膏摩治疗方法，《肘后备急方》中记录了爪掐人中治疗晕厥患者的急救法。这些都是古人用推拿疗法治疗急、重症的奥妙神奇之处，沿用至今。

3. 推拿的奥妙

（1）疏通经络

中医学认为人体内外由纵行交错的经脉和络脉组成的经络进行联系和沟通，以运输气血精微物质，维持生命活动。经络不通，气血不畅，疾病就发生了。早在《黄帝内经》里就有"形数惊恐，经络不通，病生于不仁，治之以按摩醪药"的记载。人们常说"通则不痛，痛则不通"，这些都告诉我们经络不通的话，人就会生病。推拿有疏通经络的作用，比如大家都非常熟悉的足三里穴，经常按揉足三里可推动脾经运行，增强我们的运化功能。从西医学角度来看，推拿可通过刺激我们的末梢神经促进血液循环，提高组织代谢水平，进而达到健康状态。

（2）调和气血

气血与正常生命活动密不可分。气血亏虚会导致人身体虚弱，抗病能力下降；气血充盛则抵御病邪的能力增强。《黄帝内经》就有"正气存内，邪不可干"及"邪之所凑，其气必虚"等的记载。中医学将气分为先天之气和后天之气，血又称为营血。明代罗洪先在《万寿仙书》里说："按摩法能疏通毛窍，能运旋荣卫。"这里的"运旋荣卫"就是调和气血之意。气血调和，周身通畅，精微物质才能被运送到全身各处，各种生命活动才能够维持。推拿作用在局部的力量循着经络可调节周身，调和营卫气血，促进健康。现代研究发现，通过推拿手法的机械刺激，可以提高皮肤温度，促进毛细血管扩张，改善血液和淋巴循环，使血液流动的阻力减少，可降低动脉硬化的发生率，减轻心脏负担，防治心血管疾病。

（3）增强免疫能力

推拿疗法通过疏通经络、调和气血，可使阴阳调和，增强免疫能力。就像我们常说的小儿推拿，很多孩子接受几次推拿治疗之后，感冒的次数就少了很多，换季的时候也不会经常感冒了。还有小儿泻痢，推拿后症状也会减轻或消失。现代一项医学研究发现接受推拿治疗的小朋友与没有接受推拿治疗的小朋友相比较，小儿肺炎的发病率下降很多，身高、体重、食欲也要比没有接受推拿治疗的小朋友好很多。这也证实了推拿具有抗炎、退热、提高免疫力的作用，可增强人体的抗病能力。也正是由于推拿能够疏通经络，使气血通畅，保持阴阳平衡，所以推拿后可以感受到肌肉放松、关节灵活，人一下子就不累了，精神也会好很多，对保持身体健康有重要作用。对于不便吃药的孩子，推拿可增强小儿体质，起到预防保健的作用。

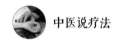 中医说疗法

第二节 推拿为什么又舒服又能治病

　　如果说针刺疗法终归是要在人的皮肤上进行扎针操作的,推拿疗法则是完全在人的身体外部进行的一种治疗方法。推拿疗法可以让人在得到放松的同时把病看好,一举两得,这又是为什么呢?

　　推拿疗法简、便、廉、验,只需一双手、一张治疗床而已。当然,随着医学技术的发展进步,一些治疗室中还会有一些牵引拉伸矫正身体的器械。推拿能够治病,其中一个关键因素是推拿实际上是一种放松疗法。现代社会中,从事脑力劳动的人越来越多,患有"手机依赖症"的人也越来越多,但在医生为患者进行推拿的时候,患者往往会把其他所有事情放在一边,会把手机抛在一边。这是为什么呢?因为在进行推拿治疗的时候,医生会不断地与患者进行交流,患者会产生酸、麻、胀、痛等感觉,因此需要患者与医生高度配合。所以,我们经常可以见到很多患者在接受推拿治疗后,身体进入了完全放松的状态,在治疗床上稍躺一下,很快便进入了梦乡。而当一个人的身体完全放松时,器官功能、新陈代谢、生理状态都会处于一个相对较好的水平,非常有利于疾病的缓解、情志的舒畅。所以,推拿是一种独特的放松疗法。

第三节　推拿的常见手法

手法，指的就是医生用手或身体的其他部位与患者的身体部位接触的不同操作动作和技巧方法。由于手法有力度大小、操作时间、动作方式的不同，因此形成了许多基本的操作方法。后来，历代医家又在基本手法的基础上进行创新，形成了一些由两个基本动作结合而成的复合手法，比如按揉法、推摩法等，以及由一连串动作组合而成的复式操作法等。推拿疗法是以手法操作为主的一种特殊疗法，在治疗过程中每位医者的体验、操作都会有不同，从而形成了众多的推拿医学流派。

有些手法经一定的训练后可以马上掌握，比如按压法、推法等，而有的则需要有一定程度的功法基础，比如内功推拿等，再加上不断积累的临证经验使用时才能得心应手。

推拿的常用基本手法按照手法动作的形态大致可分为挤压类、摆动类、摩擦类、叩击类、振颤类和运动关节类六大类。常见的手法有推、拿、按、摩、滚、揉等。

1. 推法

推，大家都知道就是用手向外或向前用力使物体移动的意思。推法就是用手指或者手掌等作用于人体的疼痛位置或者穴位上，做单向的直线推动，也叫作平推法，可以分为指推法、掌推法等。指推法，顾名思义，就是以用拇指端为着力点，向单一方向短距离地直线推进的手法。掌推法也是一种单向直线推进的手法，不过并不是用全手掌推，而是以掌根为着力

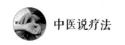

点，以肩关节为支点，力度要稍大一些。总的来说，推法是推拿的基本手法之一，简单易行，容易上手，是初学者必备的手法，是推拿的基本功。

2. 拿法

拿，这个字大家都再熟悉不过了，指的是用手或者其他方式抓住、搬动东西。推拿治疗师对拿东西的这个动作进行了创新，使它成了推拿的又一个基本手法。拿法和拿东西的动作类似，是用拇指和其余手指相对用力，捏住身体的某一个部位或者穴位处的肌肤的手法。不过相较于拿东西，拿法作为一种推拿手法多了手逐渐用力内收、持续揉捏的动作。拿法的操作说难也难，说容易也容易，关键在于要掌握一些要领。首先手腕要放轻松，灵活一些，用手指着力揉捏，动作要连续不断，用劲由轻到重，再由重到轻，交替进行。根据其他手指配合数量的不同，拿法可分二指拿、三指拿、四指拿和五指拿。拿法的刺激较强，常配合其他手法一起使用，多用于颈项、肩部和四肢部等。

3. 按法

按，就是按压，代表一个往下作用的力量。按法就是用手指或掌面着力在体表某一部位或穴位上，逐渐用力下压的手法。按法的操作非常简单，要点是力度的控制要到位。按压的方向一定要是垂直向下的，不能歪向一侧，用力要由轻到重，稳定而持续，这样压力的刺激才能渗透到深部，起到治疗效果。千万不能猛然发大力，以免产生不良反应，增加患者不必要的痛苦。按法常与揉法结合使用，组成按揉复合手法，在按压到一定程度时，再进行小幅度的缓缓揉动。此复合手法刚中兼柔，有力而又柔和。

4. 摩法

摩，就是用手摩动的意思，在推拿手法中可以分为指摩法和掌摩法。

摩法是指用指或掌在体表做环形或直线往返的有节奏的摩动。摩法是推拿手法中比较轻柔的一种，《圣济总录》说"摩法不宜急，不宜缓，不宜轻，不宜重，以中和之意施之"。摩法要求操作时速度不宜过快或过慢，压力不宜过轻或过重，根据病情虚实选择顺时针或逆时针的方向，每分钟大约120次为宜。摩法操作时可配合辅助用药来减小摩擦力，如姜汁、葱汁、冬青膏、松节油等。

5. 滚法

滚法，操作时把手背放在人体表的相应部位，拇指自然伸直，其余手指弯曲，以手背第五掌指关节的位置为吸附点，通过腕关节屈伸及一定的旋转进行连续往返的运腕，关节活动幅度较大，产生的力轻重交替，持续不断地作用于疼痛部位或者穴位附近。滚法作用力深透，且作用面积较大，主要用于肩背、腰臀及四肢部等，可治疗头痛、偏瘫、关节酸痛等病证。滚法在操作时要注意肩臂不能过分紧张，肘关节屈曲，手腕要放松，在滚动时掌背要紧贴体表，不能够来回跳跃或者进行摩动。

滚法压力要均匀，动作应该协调而有节律，不能够忽快忽慢或时轻时重，一般每分钟操作140次左右。滚法刺激力量较强，通过腧穴的"得气"感应可起到疏通经络、行气活血、调整阴阳、濡润筋骨等作用，并能对肌肉痉挛、粘连等病理状态直接起到明显的改善作用。在辨证施治的基础上，应用滚法时可正确地配合其他多种手法，对躯体运动系统疾病，尤其是软组织损伤等疾病有相当显著的疗效，同时应适时指导患者进行自主性功能锻炼。

6. 揉法

在日常生活中，人们累了、困了的时候经常会找人揉一揉。揉是我们生活中很常用的一种动作，揉法是推拿疗法中经常使用的手法。揉法看似

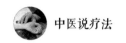
中医说疗法

简单,但是要达到既让患者舒适又能治疗疾病的效果却是非常难的,需要持之以恒地进行练习,并掌握一定的推拿技巧才行。揉法指的是用指、掌或肢体其他部位按压在体表或特定穴位上做缓和回转的揉动作,可以分为指揉法、鱼际揉法、掌根揉法等。揉法需要特别注意的是,操作时要带动皮下组织一起运动,而不是在皮肤表面进行摩动,否则就变成摩法了。揉法也是小儿推拿常用的手法之一,民间就有"左揉止吐、右揉止泻"的说法。

在日常生活中,常常有人因为急性腰扭伤、落枕或者颈椎病去做推拿。其实推拿不仅仅针对以上这些疾病有效,对腹泻等其他疾病的治疗也很有效果。门诊上一位男性患者长期受失眠困扰,经常需要依靠药物才能入睡,在接受了几次推拿治疗后,睡眠情况得到显著改善,不需要服药也能安然入睡。还有一位老人患有慢性浅表性胃炎,胃部经常不舒服,多处求治都不见好转,在进行了几次正规推拿治疗及其他康复治疗后,症状得以缓解。像这样的病例不胜枚举。

近年来,推拿在消除疲劳、延缓衰老、美容、减轻肥胖、治疗更年期综合征等领域展现出了新兴优势,相信简、便、易、廉、无明显副作用的推拿疗法会被越来越多的人接受并使用。

第四节 推拿疗法的禁忌

推拿又舒服又能治病,可以疏通经络,调和气血,强健筋骨。推拿有很多种手法,可以治疗各种急、慢性病,小儿推拿可以帮助宝宝吃得好、长得快,有一个健康的身体。推拿的好处这么多,推拿的手法这么多,那么是不是人人都能推拿呢?是不是每个人接受推拿治疗后都能有很好的效果呢?答案是否定的,推拿疗法也是有它的禁忌证的。

推拿的禁忌证主要有:骨折或骨折倾向;骨结核;各种急性传染病,如白喉、伤寒、甲型肝炎等;治疗部位皮肤病;肿瘤,尤其是局部恶性肿瘤;精神疾病发作期;各类急危重症,具备推拿适应证的除外;出血或有出血倾向的各类疾病;孕妇、经期、产后恶露未尽者的腰骶部,极度体虚;开放性软组织损伤等。下面我们着重讲一讲其中的几个方面。

骨折的患者是绝对不能进行推拿治疗的,推拿不仅不能缓解症状,甚至还会加重病情。摔倒或受外伤后一定要先到医院就诊,检查有无骨折、软组织损伤等,因为有些骨折在外部表现得并没有那么明显,甚至没有太强烈的疼痛感,这样就会掩盖真实的病情。处于骨折恢复期的患者也不可做推拿,因为此时进行推拿治疗可能会使正在愈合的伤处发生二次骨折。另外,老年人多患有骨质疏松,日常活动不慎很容易发生骨折,因此要慎用推拿疗法。

孕产妇的腰骶部不能推拿,否则可能会影响胎儿的正常生长发育,甚至导致胎儿畸形,孕妇流产。极度虚弱的患者不能推拿,如果患者处于极度虚弱的状态,生命体征不平稳,此时推拿可能会使患者更加虚弱,以至

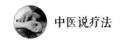

于危及生命。

  针对不同的疾病应选用合适的治疗方法,大部分危急重症不适宜使用推拿疗法,应该马上拨打 120 寻求专业医护团队的帮助。开放性的软组织损伤、出血性疾病等都应首先针对专病进行紧急处理,如清洁创面、包扎止血等。晚期癌症患者的治疗应注意缓解疼痛、增强营养、提高生存质量,此时选择推拿治疗可能会加重癌痛等,因此禁用或慎用推拿治疗。

第五节　神奇的小儿推拿

小儿推拿是相对于成人推拿来说的，是推拿疗法中非常有特色的组成部分，具有显著的疗效。小儿推拿是在中医学整体观念的基础上，以阴阳五行、脏腑经络等学说为理论指导，运用各种推拿手法刺激穴位，起到疏通经络、调和气血的作用，以达到调节脏腑功能、治病保健目的的一种疗法。

1. 一起来聊聊小儿推拿

相比于成人推拿来说，小儿推拿的出现就晚了很多，大约在明代形成了自己独立的学术体系。小儿是稚阴稚阳之体，脏腑娇嫩，形气未充，肺气虚弱，不能有效地抵御外邪，容易受到风、寒、暑、湿、燥、火等外邪的侵袭。小儿推拿在操作手法上着重强调轻快柔和、平稳着实，注重补泻手法和操作顺序。小儿推拿常用的穴位不仅是单一的点状特定穴位，还有线状、面状穴位等。后来随着《小儿按摩经》(又名《保婴神术按摩经》)等小儿推拿专著的问世，小儿推拿的理论体系和治疗手法也逐步完善。小儿推拿广受好评，得益于小儿推拿的显著疗效。小儿推拿对常见病、多发病均有较好疗效，对脾胃病的治疗效果尤佳，常见的泄泻、呕吐、厌食、发热、咳嗽等，在辨证的基础上使用基本的小儿推拿手法，都会有很好的疗效。

2. 小儿推拿的常用特色手法举例

（1）开璇玑

分推璇玑，用两拇指螺纹面，同时自璇玑穴处沿胸肋自上而下向左右

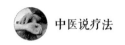

两旁分推 50 次，至季肋部止；推中脘，两手拇指螺纹面交替从鸠尾穴向下经中脘穴直推至肚脐 50 次；推摩神阙，从肚脐向左右推摩 100 次；推小腹，从肚脐中央向下推至横平耻骨联合处 50 次。此法可宣通气机，消食化痰。

（2）捣小天心

小天心穴位于手掌根部大鱼际和小鱼际相接处，用中指尖或者屈曲的指间关节捣小天心穴，可以清热镇惊除烦。临床中很多患儿心经有热，烦躁不安，夜里躺在床上翻来覆去难以入睡，给孩子捣小天心可以帮助快速入睡。

（3）黄蜂入洞

孩子鼻塞流涕、呼吸不畅时，可以让孩子取仰卧位，家长一手扶着孩子的头部，另一手食、中两指的指端紧贴在孩子两鼻孔下缝处，以腕关节为主动，带动指端进行反复、不间断的揉动，孩子鼻塞的问题很快会得到缓解。

3. 小儿泄泻，推拿有办法

现在生活水平提高了，家长对孩子的喂养花费也更舍得了，但若喂养不当反而会伤了孩子的脾胃，造成脾胃升降功能失常。目前，小儿脾胃病证的出现有不断上升的趋势，运用小儿推拿对解决孩子的脾胃问题有不错的效果。小儿生理异于成人，其特点为脏腑娇嫩、形气未充、生机蓬勃、发育迅速。中医学认为小儿脾常不足，小儿处在快速生长发育的过程中，对营养的需求较大，因脾胃尚未健壮，加之喂养不当易使运化负担加重，故脾常不足就显得更加突出。万全在《育婴家秘》中写道："儿之初生，脾薄而弱，乳食易伤，故曰脾常不足也。"小儿泄泻多因感受外邪、饮食所伤或脾胃虚弱而致，其基本病机是脾虚湿盛，治当运脾化湿。下面就为大家介绍几种治疗小儿泄泻时常用的推拿手法。

（1）龟尾七节，摩腹揉脐

定位：龟尾穴位于尾骨的末端；七节骨就是第 4 腰椎至尾骨末端连成的一条直线。

操作：术者用拇指端或中指端揉龟尾穴，称揉龟尾。用拇指或食、中二指自下而上直推，称为推上七节骨，一般以推至局部稍发热为度。摩腹是指以肚脐为圆心，肚脐至剑突下 2/3 为半径，用指或掌沿此轨迹采用顺时针、逆时针或者二者交替的方式进行摩动。

（2）补大肠

定位：大肠经位于食指桡侧缘，从食指尖到虎口呈一条直线。

操作：术者用拇指螺纹面从小儿食指尖直推向虎口，有涩肠固脱、温中止泻的作用。反方向直推为清大肠，与补大肠统称为推大肠。

（3）补脾经

定位：脾经位于拇指的最后一节的螺纹面，由指尖到指根呈一条直线。

操作：术者将小儿的拇指屈曲，然后用自己的拇指端沿着小儿拇指的桡侧缘从指尖部直推到指根部，一般操作 200 次左右。

当然，由于泄泻有虚实之分，具体应用时应进行适当的调整。例如，推上七节骨、逆时针摩腹、轻手法摩揉肚脐和龟尾轻刺激为补，用于虚证泄泻；而推下七节骨、顺时针摩腹、重手法摩揉肚脐和龟尾重刺激为泻，用于实证泄泻。对于实证泄泻，在初期若大便稀溏酸臭，臭如败卵，夹有奶或食物残渣，这时不要补脾经，应以清法为主，待情况好转后可补脾经以健运脾胃。

4. 小儿遗尿，推拿有妙招

推拿对于小儿遗尿也有很好的治疗效果，下面就给大家介绍几种常用的推拿治疗小儿遗尿的手法。

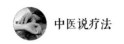
中医说疗法

（1）按百会（揉百会）

定位：百会穴位于头顶正中线与两耳尖连线的相交处。

操作：术者用拇指端按或者揉百会穴，如果是按的话就操作50次，揉的话就操作100次。

（2）补脾经

同前页所述。

（3）补肺经

定位：肺经位于无名指的最后一节的螺纹面，由指尖到指根呈一条直线。

操作：术者用旋推的方式从无名指尖部一直推到指根部，重复200次左右。

（4）补肾经

定位：肾经位于小指的最后一节的螺纹面，由指尖到指根呈一条直线。

操作：术者沿着小指根部一直反推到指尖，推拿方式与补肺经的方式一样，重复推200次。

（5）补小肠

定位：小肠经位于小指的外侧，由指尖到指根呈一条直线。

操作：术者沿着小指尖一直推到小指根部，重复100次。

（6）揉外劳宫

定位：外劳宫位于手背正中央的位置。

操作：术者一手将小儿四指的手背侧向上，另一手中指端揉外劳宫穴，重复100次左右。

（7）推三关

定位：三关在手臂的靠拇指一侧，从腕横纹一直到肘横纹呈一条直线。

操作：术者用拇指侧面，或食、中指从手腕的腕横纹处一直推到肘部的肘横纹处，重复100次。

第六节 成人常见病的推拿治疗

小儿推拿治疗的疾病一般较轻，手法轻柔。成人推拿主要用于治疗肩周炎、颈椎病、腰椎间盘突出症等劳损退化性疾病，推拿的手法也与小儿推拿有所不同，力度一般情况下也要大很多。下面给大家介绍几种成人常见病的推拿治疗。

1. 肩关节周围炎的推拿治疗

肩关节周围炎（以下简称"肩周炎"）是中老年人非常常见的一种疾病，以肩关节疼痛、活动功能障碍和肌肉萎缩为主要表现，一般我们又把它称为"漏肩风""冻结肩""五十肩"等。我们平常拿东西、做家务等都要用到肩关节，因此肩周炎对人们的日常生活有很大的影响。肩周炎多是由外伤、慢性劳损或感受风寒湿邪等导致的。民间常说"肩周炎不治也能好，运动锻炼不可少"，肩周炎可以自愈，需要坚持锻炼，注意保暖，不能自愈的情况下就需要进行推拿治疗。

肩关节运动幅度较大，是人体最灵活的关节，参与活动的肌肉多，因此肩周炎的治疗比其他关节的治疗困难一些，患者的自主功能锻炼起着重要的作用。推拿治疗肩周炎是最常用的一种方法，但有时不易被患者接受，主要原因是推拿手法可能会引起一定的疼痛，使患者无法坚持治疗，故而达不到预期效果。此时可选用较轻的手法治疗配合自主功能锻炼，常能得到满意的效果，患者亦乐于接受。治疗时先放松肩关节，用跻法或揉法在患者的肩部放松肌肉，取坐位或卧位均可，而后根据患者的肩关节受限情

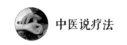

况及疼痛耐受程度，在无痛或微痛的情况下做被动的关节松解手法，比如被动抬举手臂、体后拉手、肩部摇法等，每次20分钟左右。嘱患者进行功能锻炼，常见的锻炼方法有"双手托天""轮转辘轳""手指爬墙""拉滑车"、体后拉手、屈肘握拳后外展外旋前臂、扒单杠、做棍棒操等，锻炼时注意不要用力过度，注意肩部保暖。

2. 腰椎间盘突出症的推拿治疗

腰椎间盘突出症也是中老年人常见的一种腰椎间盘退行性病变，是临床的常见病和引起腰腿痛最主要的原因。我们的脊柱是一节又一节的椎骨从下到上摞在一起组成的，相邻椎骨之间的是椎间盘，椎间盘就像一个软皮球，如果人经常坐着不活动的话，椎间盘就会被挤压，皮球突出到一定程度后就会破裂。腰椎间盘突出症常给患者的生活和工作带来诸多痛苦，严重的甚至会造成残疾，使患者丧失劳动能力。门诊中，当遇到腰椎间盘轻度突出的患者时，一般建议做推拿、理疗等保守治疗。这时患者们往往会问：通过推拿、理疗等保守治疗，能把突出来的椎间盘完全送回到原来的位置吗？答案是否定的。举个例子来说，一个已经老化的自行车外胎，要想让它恢复弹性，包裹住充满气体的内胎并承重，是比较困难的。但是通过功能锻炼和推拿疗法可以减轻症状、缓解疼痛。

下面介绍几种常用的推拿手法。

（1）解除腰臀部肌肉痉挛

患者取俯卧位，医师在患者患侧腰臀及下肢用轻柔的跻、按等手法进行治疗，促进气血运行，减轻突出髓核对神经根的压迫，同时使痉挛的肌肉放松，为下一步的治疗创造条件。

（2）拉宽椎间隙，降低盘内压力

患者取仰卧位，医师用手法或器械进行拔伸牵引，使椎间隙增宽，从而降低盘内压力，促使突出的髓核回纳，减轻突出物对神经的压迫。

（3）增加盘外压力

患者取俯卧位，医师用双手有节奏地按压腰部，使腰部振动，然后在固定患部的情况下，用双下肢后伸扳法使腰部过伸。本法可增加盘外压力，促使突出物回纳或改变突出物与神经根的相对位置。

除推拿治疗外，功能锻炼对本病的治疗也有非常重要的作用。下面介绍几种简单有效的功能锻炼的方法（请在专业医生的指导下进行）。

第一，腹肌锻炼。

也就是仰卧起坐，一般可每次做 10 个，每天做 3 次。当然，做仰卧起坐时要因人而异，不必强求一定要做到多少个，以自己能承受的限度为宜。

第二，腰部交叉活动。

两脚分开与肩同宽，脚尖向内，两臂伸直，一侧手臂放在体侧，另一侧手臂举过头顶。如果右臂在上则向左侧活动腰部，如果左臂在上则向右侧活动腰部，每个方向各 100 次左右。注意不要猛然发力，以免造成腰部损伤。

第三，腰背肌锻炼。

取仰卧位，双膝弯曲，双脚紧贴床面，然后用力将臀部抬起，离开床面 10 厘米左右，每次坚持 5 秒，反复 10 次。

3. 颈椎病的推拿治疗

颈椎病大家就更不陌生了，近年来，颈椎病的发病率逐渐增高，而且愈加年轻化，主要与长期伏案工作、长时间吹空调等有关。可以毫不夸张地说，每 10 个人中就有 5 个人患有颈椎病。随着科技的发展，各种电子产品越来越多，公交上、地铁上，"低头族"随处可见。殊不知，在大家低头玩手机的时候，颈椎病就已经悄悄找上了门。一项调查研究显示，低头玩

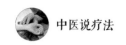

手机 10 分钟,颈椎就承受了 25 千克的重量,相当于在脖子上挂了一袋面粉。这可不是危言耸听,如今越来越多的人患有颈椎疾病,严重的甚至颈椎间盘全都突出,治疗颈椎病刻不容缓。颈椎病又称颈椎综合征,是一种很难根治的疾病。从中医学角度讲,颈椎病由风、寒、湿邪侵袭颈部导致局部气血不通所致。正所谓"不通则痛",颈椎病患者最明显的感觉就是颈部酸痛,有些人还会伴有头晕、上肢麻木、行走不稳等。临床上推拿疗法在颈椎病治疗中的应用非常广泛,可明显缓解颈椎病的相关症状,收到立竿见影的效果。那么,颈椎病应该如何治疗呢?下面就为大家简单介绍几种推拿治疗颈椎病的方法。

首先是拿颈肌,用拿法拿捏颈部肌肉,可以起到行气活血、疏通经络及缓解局部痉挛紧张的作用。

其次是进行穴位按摩。

(1)揉大椎穴

大椎穴很好找,在第 7 颈椎棘突下凹陷处。找寻大椎穴有个窍门,转动颈部,能够左右转动的是颈椎,不能转动的是胸椎。第 1 胸椎上方就是第 7 颈椎了。督脉,总督一身之阳气,大椎穴是督脉上的要穴,刺激大椎穴可使手足三阳的阳热之气由此汇入并与督脉的阳气上行头颈,所以大椎穴能够温阳益气,临床上常常用来治疗肩背部疼痛。

(2)揉风府穴

沿着大椎穴向上,在入发际 1 寸处即可找到风府穴。风府穴也是督脉上的穴位,有清散风热、通关开窍、通阳止痛的作用,可以治疗颈项疼痛、头晕、中风等。

(3)揉肩井穴

肩井穴在肩峰与大椎穴连线的中点处,肩部左右各一。肩井穴,顾名思义,就像肩膀上的一口井一样。"井"的意思是刺激该穴后脾土中的水湿容易渗流而出。

总的来讲，在这三个穴位上进行推拿，可以温阳散寒、祛风除湿，进而达到缓解颈椎病的目的。

颈椎病患者除了接受推拿治疗外，还应该做好其他的防护措施，避免长时间低头，减轻颈椎压力，做好保暖工作。治疗过程中也可适当地配合服用一些药物进行调理。

第三章
拔　罐

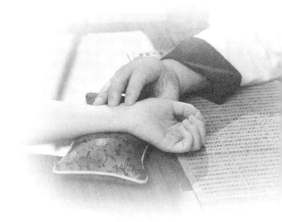

第三章 拔罐

第一节 拔罐为什么能把病"拔走"

2016年里约热内卢奥运会上,美国游泳名将迈克尔·菲尔普斯身上拔火罐后的印记引起了各国网友的关注,这种中医学广泛使用的疗法也再一次进入大众视野,在全世界掀起了一股热潮。拔罐已深入到我们的日常生活中,下面我们就走近拔罐,来了解一下它是如何治疗疾病的。

1. 拔罐——中医学的一大治病法宝

拔罐法是中医疗法中的一种。因为拔罐最早使用兽角作为拔罐工具,所以拔罐在古时候又称为"角法"。早在马王堆出土的帛书《五十二病方》中就有拔罐的相关记载,古人在治疗外科疮疡脓肿的时候常应用拔罐法来排脓。后来,随着医疗实践的不断发展,不仅制作罐的材料和拔罐的方法不断得到改进,而且拔罐的适宜治疗范围也逐渐扩大,外科、内科等多种疾病都可以用拔罐来治疗,并且经常与针刺配合使用。拔罐逐渐成为中医外治法中的重要方法之一。拔罐将罐作为工具,用燃烧、抽吸等方法排去罐体中的空气从而产生负压,这样罐就能紧紧地吸附在皮肤上,使局部皮肤充血、瘀血产生良性刺激,从而达到治疗疾病的目的。罐的种类非常多,比如竹罐、陶罐、玻璃罐等,我们现在临床使用的大多是玻璃罐。拔火罐时使罐吸附在体表的最常用的方法为闪火法。闪火法是医生点燃酒精棒之后拿起火罐,在罐底一闪后迅速撤出并将火罐叩在相应部位上的方法。拔罐的方法也有很多,比如留罐、闪罐、走罐、刺络拔罐法等,针对不同的疾病可使用不同的方法。拔罐法可以使经络通畅、气血旺盛,具有活血行气、止痛消肿、散寒、除湿、散结拔毒、退热等作用，可治疗多种疾病，如风湿痹痛、腹痛、头痛、高血压、感冒、咳嗽、腰背痛、月经不调等。

2. 拔罐的奥妙

拔罐是如何治病的？拔罐的作用都有哪些？接下来为大家详细介绍一下。

（1）平衡阴阳

中医学中有阴阳的概念，中医学认为万事万物都可以用阴阳来划分，只要是相互关联、相对立的事物都可以用阴阳来概括。《黄帝内经》讲"阳虚则外寒，阴虚则内热，阳盛则外热，阴盛则内寒"，阳就是向外、向上的力量，阴就是向内、向下的力量，阴阳虚衰或旺盛都不好。中医学讲求阴阳平衡，"阴平阳秘，精神乃治"，拔罐可以平衡阴阳，比如对于阳气旺盛发热一类的疾病，可以在大椎穴处进行拔罐治疗，如果有需要还可以放血拔罐，效果更好，阴气盛导致寒性疾病时可以选择在关元穴进行拔罐治疗。

（2）疏通经络

拔罐时产生的热量可通过皮肤一层一层地向体内传导，通过负压的吸拔作用可刺激体表皮肤上的穴位，从而作用于经络。拔罐能够疏通经络，使营卫调和，祛除各种致病邪气，使气血畅通，筋脉关节得以濡养，从而达到治疗各种疾病的目的。

（3）调和脏腑

中医学强调整体观念，人体由以五脏为核心的五个生理病理系统构成。如果内在的脏腑出现问题，就会通过外在的形式表现出来。拔罐疗法对经络、穴位产生的负压吸拔作用可使体表局部出现充血等变化，经络与内在脏腑相连，因此可以调和脏腑，治疗各种疾病。

（4）扶正祛邪

人是否会得病，两个方面最重要，一个是正气是否亏虚，再一个就是邪气的盛衰。疾病的治疗也主要从这两个方面入手，即祛邪扶正。拔罐疗法不仅可以祛邪，还可以扶正。通过负压吸拔体表的穴位能调整脏腑经络功能，鼓舞人体的正气，还能够开腠理、散风寒，有助于体内邪气的排出。

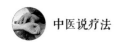 中医说疗法

第二节 罐印传递了哪些信息

接受过拔罐治疗的患者都知道，拔罐过后皮肤上会留下一个又一个或红或紫或黑的罐印，罐印已经成为拔罐法的一个鲜明的标志。经常听到拔罐可以祛除人体内毒素和湿气的说法，如果罐印又黑又重，就代表体内的湿气太重、毒素沉积得太多，要坚持拔罐，把湿气和毒素排干净才行。那么拔罐产生的罐印究竟代表着什么呢？是不是罐印越黑就代表病情越重呢？下面为大家解答一些有关罐印的常见问题。

1. 出现罐印是怎么回事

罐印就是拔罐后在人皮肤上留下的印迹，每个人拔罐过后都会有，或多或少，或重或轻。中医学认为，罐印的颜色和分布情况反映着疾病的性质，可提示湿邪、血瘀、寒凝等病理因素。因为每个人的体质不一样，存在个体差异，拔罐产生的罐印性质也会有所不同，比如有的患者拔罐过后身上几乎没有印迹，而有的患者的印迹就很明显，需要辨证分析，同时罐印的有无还与拔罐的时间、罐内负压的大小、罐的材质、操作方法等有关。

2. 罐印颜色与疾病的联系

罐印的颜色有很多种，不同的颜色提示不同的病邪。下面为大家简单介绍一下罐印的颜色与我们的身体健康之间的关系。

常见的致病因素有风、湿、寒、热、燥、火等，通过观察拔罐后的体表变化可以对病邪性质、病情轻重等进行推断。拔罐后如果罐印紫黑而暗，

不伴有发热则提示血瘀证，伴有发热则提示热毒壅滞；若罐印发紫并伴有斑块，一般提示局部寒凝血瘀；若罐印呈散在紫点状，且深浅不一，提示为气滞血瘀；若罐印鲜红而艳，一般提示阴虚、气阴两虚或阴虚火旺；罐印红而暗，一般提示热邪壅盛；如果罐印灰白，触之不温，多提示体内虚寒或有湿邪；罐印表面有皮纹或微痒，提示风邪或湿邪；罐体内壁有水汽，表示该部位湿气较重。使用拔罐法后易出现水疱者，说明体内湿气较重；如果水疱内有血水，则是有湿毒、热毒的表现。

一次，一位朋友问我："前阵子和两个朋友去拔火罐，拔完以后，我后背上的罐印发黑发紫，另一个朋友的罐印发红，还有一个朋友背上的火罐拔下来后有很多的水汽。您说这是怎么回事呢？"事实上，每个人的体质不一样，所患疾病也有不同，拔火罐后显现出来的罐印自然就不同了。例如，有些人的罐印黑紫，说明有血瘀；有些人的火罐上会留有水汽，多与体内有湿邪有关；有些人罐印发红，可能与阴虚有关，如气阴两虚、阴虚火旺等。

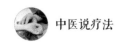 中医说疗法

第三节 留罐、闪罐、走罐法何时用

留罐、闪罐、走罐法是中医拔罐法的常用基本手法,针对不同的疾病可选择合适的拔罐方法。下面向大家简单介绍一下留罐、闪罐、走罐法的具体操作及适用范围。

1. 留罐法

留罐是拔罐法中最常用的一种方法,又称为坐罐法,是拔罐后将罐吸拔在体表特定的疼痛部位或者穴位附近不动,留置一段时间的拔罐方法。我们在医院经常能看到患者趴在治疗床上,背上吸拔着许多罐,这种拔罐方法就是留罐。留罐的时间一般在 5～15 分钟最为适宜,当然也不能一概而论,要根据患者和疾病的情况及季节等的不同而定。一般夏季及皮肤薄处的留罐时间不宜过长。

留罐法又可以分为两种形式:一是单罐法,即单罐独用,一次只用一个罐,用在一个单独的部位上,罐的规格或大或小,主要是适用于病变范围较小的情况,比如大家都很熟悉的大椎穴就可以用这种方法,取穴时低头,脖子后椎骨隆起的最高处就是大椎穴,在这个位置留罐可以祛风解表,可治疗高热神昏、外感表证等疾病;二是多罐法,即多罐并用,又称为排罐法,就是用大小不同的罐沿人体的经络循行、穴位位置排列放置,是最常见的拔罐方法之一,如果患者身体强壮,罐具排列可以紧密些,如果身体虚弱,罐具排列应稀疏些。多罐法适用于肌肉皮肤厚实的部位,如背腰部等,适用于病变范围较广者,主要用来治疗慢性消耗性疾病、虚寒性疾

病，适用于久病或体质较弱者，有益气温阳、温中和胃的功效，可增强人体正气，提高人体免疫力，促进身体健康。

2. 闪罐法

闪罐，通过名字大家应该就能想象到这一动作的迅速，操作时医生一手执罐，一手用镊子夹住酒精棉球或者系有棉团的铁丝，点燃伸入罐中后立即抽出，迅速将罐拔在患处，随后立即取下，反复吸拔，直至局部皮肤潮红或出现瘀斑为止。相较于前面介绍的留罐法，闪罐法的要求更高一些，危险性也更大。闪罐要求的是动作要快，吸拔后立即取下，接着再吸拔，整个过程有很强的连贯性，同时要关注罐体温度，以免烫伤患者。闪罐法要求闪火的时间要控制精准，酒精棉球在罐内放置的时间要恰到好处，不能太长或者太短，太长会导致罐口吸附太紧，不能立即拔下，太短则会导致吸附力不够，影响治疗效果。闪罐法适应于肌肉较松弛处，可以迅速祛除病邪，一般可用于疾病初起及轻证，可治疗外感表证、邪气初犯者。

3. 走罐法

走罐又称推罐，顾名思义就是罐在身体上"行走"，当然罐不会自己移动，需要我们推动才行！走罐需要在操作前先在治疗部位的皮肤或罐口上涂上一层医用凡士林、医用甘油等润滑油作为介质，再点燃酒精棉球在罐内燃烧产生负压，然后将罐吸附于治疗部位的皮肤上，医者一手扶住并拉紧皮肤，另一只手握住罐子，沿一定的线路往返推动，直到皮肤充血或出现瘀斑时将罐起下。需要注意的是，走罐的过程中罐体应该一直紧贴皮肤，不可随意抬起。

走罐就是让罐走起来，取象比类，走罐可以促进气血的运行，清除体内瘀毒，对面积较大、肌肉丰厚部位的疾病有很好的治疗作用。走罐法应用时需要注意其禁忌证，比如局部皮肤过敏、溃疡、水肿者，大血管分布

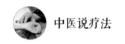中医说疗法

部位，年老体弱者等，一般不可使用走罐法。由于走罐对操作手法有较高的要求，患者接受治疗时可能会有一些不适感，因此医生与患者间的充分沟通与配合往往会成为能否取得良好疗效的关键。

第四节 罐在身上留多久

现在很多家庭都备有拔罐器，比如真空抽气罐等，以进行拔罐保健，拔罐疗法在临床中的运用也越来越广。那么，拔罐治疗的频率是不是越高越好？留罐时间是不是越长越好？

1. 治疗频率要得当

很多人在拔罐的时候都会让医生火力用得旺一些，留罐时间越长越好，想把身体里的邪气都赶跑，拔罐的频率也很高，经常一两天就要去治疗一次。其实，这是拔罐治疗的常见误区，拔罐治疗的频率并不是越高越好。拔罐治疗的间隔时间要根据患者罐印颜色、病情变化等情况而定，一般来说同一部位的治疗隔日1次，慢性疾病7~10次为1个疗程，急性疾病依据病情而定，两个疗程间间隔3~5天为宜，或待罐印记消失后进行下一疗程的治疗。

2. 留罐时间过长不可取

根据长期临床实践经验总结，一般认为根据季节不同，留罐时间亦不同。如果是在夏秋季节，此时雨水相对丰沛，湿气、暑热较重，拔罐时间可以相对延长一些；如果是在冬春季节，寒冷肃杀，易受寒邪侵袭，拔罐时间应相应缩短一些，以免腠理开泄，损伤人体正气。如果只是简单的保健拔罐，一般来说一个部位的留罐时间不超过15分钟，以5~10分钟为宜。如果需要针对所患疾病进行治疗，则需专业医生根据患者的具体情况确定

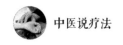

留罐时间。

一般情况下，拔罐治疗时留罐时间不可过长，否则容易出现以下情况。

（1）出现水疱

拔罐后皮肤出现黑紫的瘀斑是正常的表现，但如果出现水疱就需要注意了，这可能是留罐时间过长的表现。拔罐的主要原理是通过物理刺激和负压使毛细血管破裂，局部皮肤充血、瘀血，但是如果负压过高或者持续时间过长就容易导致出现水疱的现象，这提示我们术者要注意留罐时间不能太长，使用火罐时酒精棉球等在罐体内燃烧的时间也不宜过长，以免负压过强。

（2）引起感染

部分患者正气虚弱，留罐时间过长出现的水疱破裂后容易引起感染。因此拔罐后出现水疱要及时护理，避免引起感染。

（3）导致气虚

拔罐的目的是祛除病邪、增强正气、调理身体，但是如果拔罐时间过长可能会导致患者出现气虚的情况，尤其是体质虚弱的患者在长时间拔罐后容易出现周身无力等症状，这样就得不偿失了，本来是治病，却又致病，因此要合理选择治疗疾病的方法。

3. 拔罐后不要立刻洗澡

拔火罐后，局部皮肤处于比较脆弱的状态，这时洗澡的话很容易导致皮肤破损、发炎。如果洗冷水澡的话，由于毛孔在拔罐治疗后仍处于张开的状态，很容易受凉。所以，拔火罐后不要马上洗澡。

第五节　常见病的拔罐治疗

拔罐作为中医疗法中的重要方法之一，在上千年的时间里为人们带来了很大的帮助，为人们的健康做出了卓越的贡献。拔罐法的适应证范围非常广，下面就为大家介绍几种常见病的拔罐治疗。

1. 经常咳嗽，拔罐可以试一试

咳嗽是一种临床常见病，无论是大人还是小孩，都容易在换季时感受风邪而咳嗽。一说起咳嗽，大家首先就会想到肺，实际并不是这样，《黄帝内经》言"五脏六腑皆令人咳，非独肺也"，指出五脏六腑皆与咳嗽相关。拔罐治疗咳嗽很早就有，且效果良好。主穴可选定喘穴、肺俞穴，以止咳平喘、培补肺气，针对咳嗽的辨证分型可以选用不同的配穴，比如风寒咳嗽配风门穴、风热咳嗽配大椎穴等，多使用闪火法，一般留罐 8～10 分钟。对于年龄较小的患儿罐内压力不宜过大，否则易损伤皮肤，也可采用闪罐法，每日 1 次，3～5 次为 1 个疗程。

2. 胸廓出口综合征（颈肩综合征）的拔罐治疗

胸廓出口综合征，又称颈肩综合征，是颈部、肩部疾病引起的一组临床症候群，主要表现为上肢酸痛、麻木、乏力等，可由人们在日常生活中对颈部和肩部的使用量不当或者受凉等多种原因导致。推拿疗法对于这类疾病尤为适宜，通过推拿可以使肌肉放松、关节活动改善等。操作时，患者取俯卧位，医生在颈肩部的皮肤上涂抹适量油性介质，将火罐吸附于皮肤上，并在病变部位来回推动火罐，当局部皮肤出现紫红色或紫黑色瘀点的时候停止拔罐。走罐后可以用三棱针在瘀斑局部点刺，选用大小合适的罐具用闪火法在上述部位拔罐，留罐约10分钟，每处出血2～3毫升为佳，隔日1次，5次为1个疗程。这种治疗方法可以明显改善颈肩部的酸胀、麻木、疼痛等症状。

3. 让拔罐来保护你的膝关节

关节痛到骨头缝，对于患有风湿病的患者来说，这种疼痛一定是深有体会。每到秋冬季节或天气快速变化时，这种彻骨的疼痛都会袭来。使用药物拔罐可以通痹散寒、温通止痛，治疗痹证顽疾。将羌活、独活、防风、桑枝、续断、牛膝、杜仲、艾叶、川芎、当归等中药放入清水煮沸，然后把小竹罐投入药汁煮10分钟，使用时将竹罐直接叩于患侧内、外膝眼及鹤顶穴处，每次15分钟，隔日1次，10次为1个疗程。

第四章
刮 痧

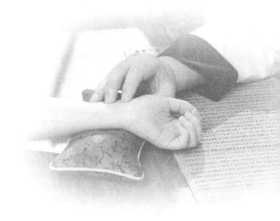

第四章 刮痧

第一节 为什么会出痧

刮痧是我国传统疗法中的一种，因为操作便捷、疗效显著而越来越受到人们的认可。

1. 先来说说什么是出痧，为什么会出痧

刮痧让人又爱又恨，爱它是因为它可以治疗疾病，为我们带来健康；"恨"它是因为治疗后满身的痕迹影响了美观。那么什么是出痧？为什么会出痧呢？

出痧，实际上是指刮痧治疗后皮肤表面会出现红、紫或黑色等的瘀点、瘀斑的现象，这些瘀点或瘀斑也被称为痧痕。从中医学角度来看，人体感受外邪或内伤七情后阴阳失衡，经络阻塞不通，刮痧可以帮助宣泄邪气，出痧则是祛除邪气的必然结果。从西医学角度来看，出痧是外在机械力量作用后使毛细血管破裂，血红蛋白外溢，皮肤局部形成瘀斑的一种表现，皮肤的这种变化可持续数天。一般来说，如果想让刮痧起到一定的治疗作用就需要出痧，否则治疗作用会打折扣。那么让大家又爱又恨的刮痧为什么能把病刮走？刮痧和疾病之间有什么关系呢？让我们一起来了解一下。

2. 出痧和疾病有什么关系

了解了出痧的定义和原理后，对大多数患者来说，刮痧治疗后都会出痧，会出现我们之前所说的瘀点或瘀斑。但是因为每个人的体质和所患疾病不同，刮痧后出痧的多少、程度等也会有所不同，比如经常锻炼、身体健康的人群，刮痧后有可能不出痧，仅表现为皮肤潮红、局部发热、身体轻松等。因此我们可以通过出痧的多少、程度等来判断疾病的情况。

通过出痧的部位可以判断健康状况。根据多年来的临床观察，人们发现凡是经络循行附近和穴位区域出痧的，一般提示相应经络或穴位所联系的脏腑功能出现了异常。这就是中医学讲的司外揣内，人体内部和外部是一个整体，内部脏腑出现问题往往会在外部表现出来，可以此来指导疾病的诊断和治疗。例如，在背部正中脊柱两侧的膀胱经附近均匀刮拭，可以宣散水气、通阳利水，调节体内水液代谢。心俞穴位于背部第5胸椎棘突下，后正中线旁开1.5寸，首先低头取大椎穴，沿着大椎穴向下数到第5个隆起处就是第5胸椎棘突。在心俞穴附近进行刮痧可以改善心功能，有保健防病的作用，如果心俞穴区出现瘀点或瘀斑，常说明心功能有异常，应提早干预。

出痧可以判断疾病的进展、恢复程度。如果刮痧后皮肤上出现散在出痧点，颜色浅淡，说明病情较轻，易于恢复；如果出痧较多而且点大成块，有紫色血疱等，说明病情较重，需要多次治疗才可恢复。通过出痧的多少能够及早地发现、防治疾病，对疾病的严重程度能够有一个很好的预判和评估，尽早干预，更好地防患于未然。

刮痧时如果下肢部位出现血包或血管浮起，说明静脉循环功能较差，应立即逆向轻刮，并保护好皮肤，促进血液回流。实际上在皮肤表面进行刮痧本来就可以促进微血管的循环，增强毛细血管内血液的流动，去除表层的死皮和角质，促进细胞再生，促进新陈代谢。人体的血液循环通过动静脉和心肺相互连接，动脉将血液运向全身各处，营养全身，静脉将血液收集流向心脏，经肺再转变为动脉血。如果静脉回流受阻，血管胀大，皮肤就会出现肿块，此时逆着静脉的血流方向用刮痧板轻刮可以促进血液回流。

第二节 刮痧从何而来

刮痧是以中医经络腧穴理论为指导，用特制的刮痧器具和相应的刮痧手法，在皮肤上进行反复刮动、摩擦，使皮肤上出现红、紫色的痧点或痧斑，从而达到解表扩络、活血透痧作用的一种治疗方法。因为刮痧简、便、廉、效的特点，刮痧在临床上的应用十分广泛，还可以与针灸、拔罐、刺络放血等治疗方法协同使用，以加强解表疏腠扩络、活血化瘀、祛邪排毒的功效。

1. 先来讲个小故事

说起刮痧的历史，我们还得从远古时代、从我们的祖先讲起。那是在很久很久以前的远古时代，那时候的人们刚刚告别了茹毛饮血、生吃食物的时代，开始学会使用火来加工食物。晚上人们就待在山洞里烤火来抵御寒冷，在用火取暖时，人们发现火在烤到身体的某些部位时，会很舒服。因为那时候的人们经常待在山洞里，山洞里潮湿寒冷，而且蚊虫比较多，人们大多患有风湿、肿毒这类疾病。后来，人类又发现当石头被烘烤热了之后放在皮肤上时，可以治疗这些疾病，再后来又发现用石片在体表反复刮动时，局部会出现红色或暗红色粟粒状出血点等"出痧"变化，从而达到活血透痧的作用。后经医家不断演化，形成了刮痧这种传统自然疗法。

2. 刮痧的发展史

和针灸、推拿一样，随着中医理论体系的成熟，刮痧疗法也不断发展

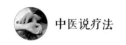

完善。随着技术的进步，刮痧器具不断改进，比如随着冶金技术的发展，铁器被大量应用，刮痧的器具也逐渐从砭石改进为制作更精细的铁具。民间的刮痧器具范围则更加广泛，有铜钱、汤匙、瓷杯盖、钱币、玉器、纽扣等。

随着中医针灸经络理论的发展，经络学说也开始运用于刮痧疗法，刮痧治疗的疾病也更加广泛，理论体系也更加健全。通过在皮肤表面相关经络穴位反复刮动，直到皮下出现红、紫色瘀点或瘀斑，可达到开泄腠理、祛邪的目的。

随着现代医学对刮痧的研究逐渐深入，刮痧受到了越来越多人的喜爱，它在养生保健、防治疾病、减肥等方面的作用越来越突出。需要注意的是，中医学里的痧症和我们现在常说的刮痧并不一样，多指多发于夏秋之间，因感受风寒暑湿燥火六淫之邪气或疫疠秽浊毒气而出现如头痛、发热、咳嗽、烦闷、眩晕胸闷、脘腹痞满、恶心呕吐、手足头面肿痛等的一种疾病，也称为痧气或痧胀。

刮痧使体内的痧毒，即体内的病理产物得以外排，从而达到治病的目的。较早有文字记载刮痧疗法的是元代医家危亦林撰写的《世医得效方》，此时"痧"还写作"沙"，指的是一种病症。后来王肯堂的《证治准绳》、虞抟的《医学正传》、张景岳的《景岳全书》等都记载了有关痧症和治痧的经验。清代，最具有代表性的治痧专著为郭志邃撰写的《痧胀玉衡》，书中对痧的病源、流行、表现、分类、刮痧方法、工具及综合治疗方法等方面都做了较为详细的论述。例如，在治疗方面指出："背脊、颈骨上下，及胸前、胁肋、两背、肩臂痧，用铜钱蘸香油刮之……头额、腿上痧，用棉纱线或麻线蘸香油刮之。大小腹软肉内痧，用食盐以手擦之。"后来有关刮痧的记载越来越多，刮痧逐渐形成了一套完整的治疗体系。

第三节　刮痧为什么能治病

刮痧和针刺、推拿按摩、拔罐一样都是现代人防病治病的疗法，是中医的治病佳法。那么刮痧为什么能治病呢？

1. 刮痧有强大的治未病作用

刮痧疗法可以预防疾病的产生，也可以防止疾病进展，还能促进疾病向愈。这就是中医学讲的"未病先防，既病防变，病后防复"。卫气是帮助人体抵御病邪的气，出于上焦，由肺气推送，常循行于皮肤之中，具有温分肉、充皮肤、肥腠理、司开阖的作用，《黄帝内经》中就有"卫气和则分肉解利，皮肤调柔，腠理致密矣"的记载。刮痧疗法的作用部位是体表皮肤，皮肤是人体暴露于外的最表浅部分，直接接触外界，且对外界气候等变化起到适应与防卫作用。刮痧可以增强卫气，卫气强则腠理"密而不塞""疏而不漏"，防护能力强，外邪不易侵袭体表，有助于保持身体健康，比如我们经常用到的背俞穴、足三里等穴位，就可以通过刮痧来增强体质。如果外邪侵袭体表，会出现恶寒、发热、鼻塞、流涕等表现，刮痧可解表疏腠，及时将表邪祛除，以免表邪不除，入里而生大病，这个时候就可以选用手太阴肺经或者上肢部位穴位来刮痧，如中府、云门、合谷等。刮痧可以使局部组织充血，血管神经受到刺激，血管扩张，血流及淋巴循环增快，使体内毒素加速排出，增强抵抗力，从而促进疾病好转。

2. 刮痧解表疏腠、舒筋活血、祛瘀通络

关于刮痧的作用,我们最直观的看法就是它能够活血祛瘀、舒筋通络。当我们的肌肉、关节、筋膜等部位出现问题的时候,身体会释放出一些信号,最常见的就是疼痛,这就是中医学讲的"有诸内必形诸外"。身体出现疼痛的信号,目的就是为了向大脑发出指令,提示相关部位出现问题了,这是人体自然的保护反应。当然,必要时需要进一步接受治疗,否则损伤的部位可能会形成不同程度的粘连、纤维化等,从而加重疼痛,或者产生新的病灶等,进一步加重病情。

刮痧可以调节肌肉的收缩和舒张,在刮痧板和多种刮痧手法的直接刺激下,皮肤组织之间的压力得以调节,通过刮痧板对皮肤的摩擦可增加局部血流量,促进局部的淋巴循环,加快局部的新陈代谢,从而起到解表扩络、活血化瘀、祛瘀生新的作用。不通则痛,痛则不通。疼痛是气血运行不畅,阻滞经络引起的表现之一,它们常互为因果关系,通过刮痧治疗我们可以看到,消除了引起疼痛的病灶,肌肉紧张自然而然也就消除了;如果使紧张的肌肉得以松弛,则疼痛和压迫症状也可以明显减轻或消失,有利于病灶修复。

《素问·皮部论》中载有"皮者脉之部也,邪客于皮则腠理开,开则邪入客于络脉,络脉满则注于经脉,经脉满则入舍于腑脏也",其中指出了病邪在皮肤、络脉、经脉、脏腑间的传变关系。在以刮痧板为工具配合多种手法的作用下,筋脉经络得以畅通,从而紧张痉挛得以解除,疼痛得以消除。

3. 刮痧可以解表扩络、行气活血、调和阴阳

人体由五脏六腑、四肢百骸、五官九窍、皮肉筋骨等组成,它们具有不同的生理功能,通过经络相互联系,形成了一个有机的整体。经络是气血运行的通道,《灵枢·本脏》说:"经脉者,所以行血气而营阴阳,濡筋骨，利关节者也。"气血通过经络系统的传输对人体起着濡养、温煦等作用，经络将气血输布全身，保证了人体各项生理活动的有序进行。

刮痧作用于体表，可使经络通畅，气血通达，全身气血通达无碍，局部疼痛得以减轻或消失。现代研究发现，刮痧可使局部皮肤充血，毛细血管扩张，局部血流量增加，微循环改善，血斑凝结可自行溃散，也就是自体溶血作用。自体溶血过程可以刺激免疫功能，使其得到调整，还可以到调节大脑的兴奋与抑制过程，调节内分泌系统的平衡。

刮痧调和阴阳，可以理解为刮痧对脏腑活动具有双向调节作用，比如对于肠蠕动亢进的患者，在腹部和背部使用刮痧手法可以抑制亢进的肠功能，反过来对于肠蠕动功能减退的患者，刮痧可以促进蠕动功能恢复正常。"阴平阳秘，精神乃治"，阴阳调和了，人的精神状态自然也就好了。

 中医说疗法

第四节　刮痧前请做好这些准备

前面我们介绍了刮痧的历史渊源、作用功效等。与针灸、推拿一样，刮痧也有重要的操作规范和相应的注意事项，切记不能忽视这些内容，一定要做好充分的准备工作，以取得更好的治疗效果。下面就为大家介绍一下刮痧操作前的准备工作和注意事项。

1. 刮痧前的基本准备

首先就是地点的选择。刮痧时我们一般选择空气清新流通、温暖的房间，不要打开空调或者电风扇，以免在操作过程中受寒，影响治疗效果或引发新的疾病。

再一个就是饮食准备。进行刮痧操作时患者不宜过饥或过饱，因为刮痧的整个操作主要属泻法，体质虚弱的患者可以提前喝一些粥，防止气泄太过伤及正气。

另一个非常重要的内容就是体位的选择。选择合适的体位既便于术者操作，又能充分暴露治疗部位，使患者肌肉放松，可以长时间保持在舒适的体位，达到更好的治疗效果。常见的体位包括坐位、侧卧位、仰卧位、俯卧位等。坐位可充分暴露头、颈、肩、上肢、背等部位，患者面向椅背骑坐，双臂放在椅背上即可；侧卧位适用于肩、臀、下肢外侧等部位的刮痧治疗；仰卧位适用于面、胸、腹、上肢内侧等部位的刮痧治疗；俯卧位适用于头后、颈、背、臀、下肢后侧等部位的刮痧治疗，可在腹部垫一软

枕托起腹部，避免肌肉紧张。我们要明确不适的部位，选择合适的体位，不可忽视体位的选择，否则患者长时间保持错误的体位不仅会产生不适感，还会影响治疗效果。

2. 刮痧板，你选对了吗

准备工作做好了，接下来就要开始刮痧了！欸，不对，不对，我们还缺少了最重要的一件工具——刮痧板。刮痧板的种类有很多，那么我们应该怎么选择呢？不同的刮痧板又分别有什么样的特点呢？传统刮痧疗法的主要适应证为痧病，所用工具包括瓷碗、硬币、铁器、线团、蚌壳等，刮痧部位涉及背部、颈部、胸腹、肘窝、腘窝等。随着医学的不断发展，根据材质的不同，可将痧疗器具分为水牛角痧疗板、玉石痧疗板、砭石痧疗板等，新型改良痧疗器具包括磁石痧疗板、硅胶痧疗板等。下面为大家介绍其中几种常见刮痧板的特点及治疗时如何选用。

（1）牛角刮痧板

牛角刮痧板是民间传统的刮痧器具，制作材料有水牛角、黄牛角、牦牛角等，其中水牛角刮痧板的使用最为广泛。中医学认为水牛角味苦，性寒。苦味能泄、能燥、能坚，寒能清热解毒，水牛角具有清热、凉血、解毒、定惊的作用，对于高热神昏谵语、血热、热毒等疾病，应用水牛角治疗的效果很好。水牛角刮痧板具有清热、解毒、化瘀、消肿的作用。

（2）玉石刮痧板

我国古人很早就有佩戴玉的传统。中医学认为玉性味甘平，入肺经，润心肺，清肺热。根据《本草纲目》记载，玉具有清音哑、止烦渴、定虚喘、安神明等作用。现代研究发现，玉石含有人体所需的多种微量元素，可以滋阴清热、养心安神。使用玉质刮痧板有助于行气活血、疏通经络，没有明显的副作用，可以治疗不寐、阴虚盗汗等多种疾病。

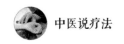

（3）磁石刮痧板

磁石刮痧板是集传统工艺与现代磁疗技术于一体的刮痧器具，具有活血化瘀、消肿止痛、消炎止痛等作用。

根据患者体质的不同及所患疾病的性质要辨证选用不同的刮痧器具，这样才能更好地达到治疗疾病的目的。

3. 刮痧还要注意这些问题

在进行刮痧操作治疗前，一定要先在准备刮痧的部位涂抹一定量的介质，比如红花油、蓖麻油等，这样不仅可以减小刮板与皮肤之间的摩擦，降低对皮肤的损害，还可以增强渗透力，提高治疗功效。刮痧时应该选择避风的场所，注意保暖，室内温度较低时应该尽量减少暴露部位，夏季高温时不可以在电扇直吹处或有对流风处刮痧，因为刮痧时皮肤汗孔开泄，如果再遭受风寒邪气的侵扰，邪气就可以通过开泄的毛孔直接入里，不但影响刮痧的疗效，还会因为感受风寒而引发新的疾病。刮痧时汗孔打开，津液外泄，邪气外排，刮痧后喝一杯热水，不但可以补充消耗的部分津液，还能促进新陈代谢，加速代谢产物的排出。刮痧后，为了避免风寒之邪侵袭，必须等到皮肤毛孔闭合后才可以洗浴，建议约3小时后再进行洗浴。

刮痧的效果那么好，但并不是每个人都可以接受刮痧，也并不是所有的疾病都可以通过刮痧来治疗。患有特殊疾病，比如血液疾病、心脏病、肝功能异常的患者，不能进行刮痧治疗。刮痧的注意事项有很多，刮痧的时间不能过长，否则会消耗掉人体内的正气，长期不节制地刮痧会造成人体皮肤损伤，不仅不能缓解疲劳，还会损害身体健康，严重的话还会出现皮肤出血、溃疡等症状，甚至导致皮肤感染。所以要把握好刮痧的治疗时间。

另外，需要注意一定要选择正确的刮痧方法，到正规的医疗机构接受治疗。刮痧的手法操作，关键在于力度与速度的掌握和控制。过重，可能会造成局部皮肤破溃；过轻，则达不到治疗效果。"重而不板，轻而不浮"是对力度的要求。在刮痧时，医者要注意观察、询问患者的感受，并注意观察局部皮肤的情况。"快而不滑，慢而不滞"是对速度的要求。速度过快则力量不能渗透；速度过慢则达不到治疗效果。刮痧治疗需要注意的事项有很多，安全是第一要务。

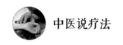

第五节 刮走病痛

刮痧对于常见病、小儿病、慢性病等的治病效果显著，有着不可替代的作用。下面就为大家介绍几种常见病的刮痧治疗。

1. 感冒刮一刮

感冒大家都不陌生，是一种常见的外感病，是呼吸系统的常见疾病，四季均可发生，季节交替时发生得要多一些。感冒大多因卫外功能减弱，使得外感风寒、风热、暑湿等后邪正交争于体表，常见的症状有头痛、四肢酸痛、发热、恶寒、乏力、鼻塞、流涕、咳嗽等，部分患者还会有同时出现食欲差、恶心、腹泻、呕吐等症状。刮痧治疗时我们首先选择头部，头为诸阳之会，阳经和督脉交汇于头顶，对头部进行刮痧可以激发身体阳气，增强正气，抵御病邪侵袭体表，有利于疾病向愈。操作时以头顶的百会穴为中心，分别向前，直到前额神庭穴的位置，向后直到枕骨凹处，胆经的风池穴在这个位置，然后分别向左、向右刮拭到左右两侧的太阳穴附近。如果咳嗽严重的话就沿着内侧的任脉由内向外刮，呕吐的话刮肚脐上4寸，也就是位于任脉上的中脘穴，可以迅速止呕。经常刮一刮足三里可以保健强身、预防感冒。如果感冒严重出现发热的话，可以沿着手太阴肺经、手阳明大肠经的循行路线，取大椎穴、曲池穴、合谷穴、孔最穴等退热效果好的穴位进行刮拭。

2. 刮痧治头痛，效果也挺好

说起头痛大家或许都深有体会。头痛其实不能算是一种独立的疾病，而是一种临床常见症状。头痛的原因特别多，有些原因已经被人们发现，但是还有一些人们仍然不知道的原因和机制。头痛可见于多种急、慢性疾病，如感冒、高血压、颈椎病、发热等。中医学认为头痛的病因多为风邪袭入经络、肝阳上亢、气血亏损及瘀血阻络等，相应地头痛可分为血瘀头痛、肝阳头痛、血虚头痛、痰浊头痛等。现在西医学讲的神经性头痛主要是由长期的焦虑、紧张和疲劳造成的，偏头痛是颅脑血管神经功能紊乱所致。当然，大多数情况下头痛也不单单是以一个单独的症状出现，往往伴随恶心、呕吐、冷汗、面色苍白等表现。

头痛的刮痧治疗的取穴也是以头部为主，虽然头痛的原因众多，但病位大多是在头部，所以头部刮痧对缓解头痛有很大帮助。和感冒的痧疗操作一样，以头顶的百会穴为中心，分别向前直到前额的神庭穴的位置，向后直到枕骨凹处，然后分别向左、向右刮拭到左右两侧的太阳穴附近。根据头痛类型的不同还可以选取不同的穴位来进行刮痧，比如痰浊头痛可选取足阳明胃经上的"祛痰要穴"——丰隆穴；血瘀头痛可选取八会穴中的血会——膈俞；外感头痛可选用手太阴肺经和手阳明大肠经上的穴位来解表祛邪。

3. 刮痧退高热

高热也是临床常见的一种急性病症，可以见于多种疾病，西医学中急性感染性疾病、急性过敏性疾病、恶性肿瘤等疾病常可引起高热。人的正常体温（腋窝温度）在36~37℃，高出正常值上限的我们称之为发热。如果体温超过39℃，我们称之为高热，主要症状为怕冷、咳嗽、面赤、烦躁不安等。刮痧是一种降低体温的外治法，无须口服药物。可在头部两眉间位于任脉上的印堂穴、鼻下位于督脉上的人中穴进行刮痧，配合进行十指尖（十宣穴）针刺放血，再选用能够治疗高热的经验要穴，比如位于督脉上的大椎穴，大肠经上的曲池穴、合谷穴，脊椎两侧位于督脉上的华佗夹脊穴，等等。

4. 治疗肩周炎，刮痧也可以

肩周炎我们在前面也提到过，是中老年人群非常常见的一种疾病，以肩关节周围疼痛、活动障碍等为主要表现，一般我们又把它称为"漏肩风""冻结肩""五十肩"等。肩周炎对人们的日常生活有很大的影响，早期呈阵发性疼痛，常因天气变化及劳累而诱发，以后可逐渐发展为持续性疼痛，昼轻夜重，不能向患侧侧卧，肩关节功能活动受限，特别是肩关节外展时可出现典型的"扛肩"现象，严重时如梳头、穿衣、拿东西、走路等日常生活中的基本动作都很难完成，因此肩周炎的治疗尤为重要。肩周炎归属中医学"肩痹"范畴，是由于体虚、劳损等原因导致风、寒等外邪侵袭肩部，使经络不畅，从而出现肩部疼痛、活动受限等表现的肢体痹病。刮痧时患者取坐位或俯卧位，在刮痧板上涂上适量的刮痧油等，从患者后颈部起，沿肩上、肩胛、肩后等部位依次刮动。刮痧时应注意力度，如果肩背部的软组织、肌肉比较丰厚，力度可以适当重一些，反之力度应稍轻。刮痧时还应注意，快刮为泻、慢刮为补，重刮为泻、轻刮为补，速度不应过快。刮痧缓解疼痛的同时还有助于改善睡眠质量，有利于人体整体生理功能的恢复。

第五章
外 敷

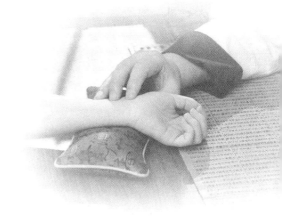

第五章 外 敷

第一节 外敷疗法的起源与发展

外敷疗法，又称敷贴疗法，指的是将药物制成膏、散、糊等剂型，外敷于皮肤、孔窍、腧穴等处，通过皮肤、黏膜等部位的吸收达到治疗目的的一种治疗疾病的方法，是常用的中医外治法之一。相对于药物治疗等内治法来说，外敷疗法等外治法更为简便，除了可以使药力直达病所发挥作用外，还可以使药性通过皮毛腠理而由表入里，疏通经络，调理脏腑气血阴阳，扶正祛邪，从而治愈疾病。外敷疗法是中医疗法的重要组成部分，以中医基本理论为指导，是我国劳动人民数千年来在同疾病做斗争的过程中总结出来的一套独特的、行之有效的治疗方法。

1. 什么是外敷

我们平常所说的膏药，就是外敷药物剂型中的一类。外敷疗法也被写入了武侠小说里，如黑玉断续膏可以续筋接骨等。其实，外敷作为治疗方法也有着悠久的历史。外敷疗法是临床中常见的一种中医外治疗法，比如在一些中医院有自制的治疗腰腿疼痛的外敷膏药，深受百姓喜爱的三伏贴等，就是外敷疗法的体现。外敷疗法在民间同样非常流行，比如一些农家喜欢在自家庭院里种几棵薄荷，夏天天气炎热时摘上两枚叶子，贴在额头，马上会感觉到清凉舒爽。

2. 外敷的起源和发展

外敷疗法来源于原始社会的生活实践，早在几千年前的甲骨文中就有

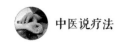

大量有关中医外治的记载。《周礼》中就记载了治疗疮疡常用的外敷药物法、药物腐蚀法等,如疡医"掌肿疡、溃疡、金疡、折疡之祝药,杀之齐,凡疗疡以五毒攻之……"。《五十二病方》中记载"蚘……以蓟印其中颠",即用芥子泥敷贴百会穴治疗毒蛇咬伤。《灵枢·经脉》记载"颊筋有寒,则急引颊移口,有热则筋弛纵缓不胜收,故僻。治之以马膏,膏其急者,以白酒和桂以涂其缓者……",被后世誉为膏药之始。

在晋代,敷贴疗法已经广泛应用于临床。葛洪《肘后备急方》中收录了大量外敷治疗的方法,治疗范围也非常广,有的用于跌打损伤,止痛散瘀,有的用于脓肿疖疮,抽脓拔毒。到了宋代,外敷法在临床实践中不断改进、创新,医家对于外敷疗法的特点有了更加深入的认识,如《圣济总录》中记载膏能消除"皮肤蕴蓄之气"等。

到了清代,外敷法在实践应用中得到不断完善,理论上也趋于成熟。清代张璐《张氏医通》中冷哮方治疗冷哮的历史记载堪称外敷疗法的经典,备受后世推崇。清代吴师机集外治疗法之大成撰著《理瀹骈文》,全书载外敷方药近二百首,涉及内、外、妇、儿、五官等病证数十个,提出了"以膏统治百病"的思想,并对穴位敷贴等外治疗法用于整体调养及内病外治的作用机理、制方遣药等相关问题做了较为详细的论述。

中国人民共和国成立后,外敷疗法得到了较大发展,目前临床不仅应用于常见疾病的预防治疗和保健,还不断探索应用于肿瘤、肺结核、肝硬化、高血压等疑难病种的预防和治疗。

第二节　热敷还是冷敷

在我们的生活中，我们常常会接触到冷敷或热敷，但大多数人并没有那么细心区分，也不太了解冷敷和热敷的区别，经常二者混合使用，殊不知若热敷、冷敷使用不当，非但不能带来很好的疗效，有时候甚至还会加重病情。事实上，冷敷和热敷的适应证是不同的，对于不同的疾病，不同的症状表现，我们要学会鉴别，并选择正确的敷贴方法。那么冷敷和热敷有什么区别呢？冷敷和热敷分别在什么情况下使用呢？

冷敷和热敷，从名字上就能知道温度上的差异，在使用过程中人们会感受到不同的温度。冷敷一般指的是用冷水、冰块等敷贴在患处。冷敷的作用主要是收缩局部血管，达到缓解疼痛、防止肿胀、减少出血的目的。而待病情稳定后，常会选择热敷，这样可以促进气血运行，加快炎症组织的吸收，进而达到缓解疾病的目的。另外，在应对一些寒证时常常选择热敷，如小腹寒痛等。

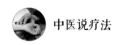 中医说疗法

第三节　外用膏药

膏药是中医学外敷疗法经常采用的一种形式。外用膏药历史悠久，早在晋代葛洪所著的《肘后备急方》中就有了油、丹熬炼而成"膏"的记载。后来我国的第一本中医外科学专著《刘涓子鬼遗方》中有多种"薄贴"的记载，"薄贴"是膏药的古称，"薄"指的是软膏，"贴"指的是敷贴。随着中医学的不断发展，膏药的种类也越来越多，适应证也越来越广。

除去内服的煎膏，外用的膏药大致分为软膏、硬膏、敷药三大类剂型。软膏，顾名思义，就是质地较为柔软的剂型，是用植物油或动物脂肪等作为基质，加入配方中药，加热后提取有效成分供皮肤使用的半固体剂型，人们也习惯称它为"药膏"或"油膏"。硬膏，和软膏的做法大致相同，是将中药混合到相应的基质中，成品近似固体的剂型，使用时需加热软化后摊在厚布、牛皮纸等上后贴于患处或穴位上，也是一种外用膏剂。敷药的制作相对简单，使用时调成糊状或软膏状，敷贴于患处或一定的部位。

第四节 穴位敷贴

穴位敷贴是外敷疗法中的一种,指的是将经辨证选用一种或两种以上药物相配伍加工制成粉末,用醋、酒、食油等调至糊状敷于身体特定的腧穴部位,用纱布固定,经皮肤吸收,随着气血经络进入脏腑,来治疗各种脏腑疾病的方法。因为简便易学,作用迅速,容易推广,使用安全,副作用极小,最易为患者所接受,对内科、妇科疾病有着显著疗效,尤其适用于老年人、儿童等因为各种原因不能口服药物的人群,更有着内服法所不具有的诸多优点。现在,穴位敷贴中流传最广、最受人们喜爱的还是三伏贴和三九贴,在这里给大家简单介绍一下穴位敷贴和三伏贴。

1. 最常用的穴位敷贴取穴——神阙穴

神阙穴就在我们常说的肚脐的位置。可不要小瞧这个穴位,南怀瑾老先生曾这样描述肚脐:"不要小看肚脐,它很会吸收,身体需要的就会吸收,不需要就不吸收。"肚脐是胎儿离开母体后脐带打结留下的,在胚胎时期,脐带是母体和胎儿之间营养、氧气沟通的主要通道。肚脐是人体比较薄弱的部位,容易受邪气侵袭。神阙穴敷贴在临床上经常用到,辨证用药制成粉末或调成糊状后敷于脐部,多适用于肝病、急慢性腹泻、结肠炎、胃痛、便秘、腹泻、厌食等多种疾病,尤其是中下焦疾病。

如果有四肢不温、畏寒怕冷、泄泻、不敢吃生冷之物、小腹发凉、乏力、精神不振等症状,可以取白术、吴茱萸、干姜各30克,肉桂、丁香、炒石榴皮各15克，研成粉末装在瓶里备用，用时取药末2克用黄酒调成糊状外敷肚脐。每天晚上临睡前敷上，用纱布及医用胶带固定，次日凌晨清洗掉，敷上数天，症状便会有一定程度的改善。方中白术健脾燥湿利水，吴茱萸温中理气止痛，干姜温中散寒，肉桂补元阳暖脾胃、除积冷通血脉、治命门火衰及肢冷脉微等，丁香治胃寒胀痛，炒石榴皮涩肠止泻。

曾在门诊为一个两岁的孩子治疗腹泻，孩子发育正常，孩子的母亲说孩子白天喝了果汁冷饮，到了晚上一直哭个不停，大便倾泻如水，一天多达6次，泻后就不哭闹了。到医院做了腹部平片检查、化验了大便都没有异常。四诊可见腹胀纳呆，下午尤甚，睡眠差，四肢发凉，舌淡，苔白厚腻，指纹已达风关，色暗。经辨证为脾失健运、水湿不布，治以温运中州、散寒除湿，用上面的小验方在神阙穴外敷以温脾阳，嘱患儿母亲母乳喂养。治疗4次后患儿症状有了很大改善。

小儿脏腑娇嫩，形气未充，"其肉脆血少气弱"，万全《育婴家秘》云"肠胃脆薄兮，乳哺伤而成积"，外敷治疗方法简单而且效果好，可免除患儿服药之苦。穴位敷贴可以改善人体对营养物质的吸收转化，增强免疫力，使正气存内，抵御邪气的入侵。

2. 吴茱萸外敷足底治疗口疮

口疮，相当于西医学的口腔溃疡，是发生在口腔黏膜上的浅表性溃疡。溃疡通常为类圆形，伴有灼热疼痛。中医学认为，反复发作的口腔溃疡患者多数是由正气虚弱、阴阳失衡导致虚火上炎所致。下面为大家介绍一个小妙招：吴茱萸外敷脚心可防治口腔溃疡反复发作。取一点吴茱萸，捣碎，用醋调成糊状，晚上睡觉前用一个长宽各约3厘米的胶布敷贴于脚心处的涌泉穴，第二天起床时去掉，连续敷贴1周即可。吴茱萸具有温中、散寒、降逆、止痛的功效，归肝、脾、胃、肾经。我们在脚心位置取的涌泉穴有从阴引阳、引火归原的作用。取吴茱萸敷贴涌泉穴能更好地使药物渗透，到达阴阳失调的病所，调动身体的正气，调和阴阳，引火归原，从而达到治疗反复发作的口腔溃疡的作用。当然，大家要注意口腔溃疡的病因不只是阴虚火旺，如果是胃火上炎引起的，可以喝苦瓜豆腐汤、莲藕汤等，有清热生津、清胃降火之功效，而且所含的维生素具有促进溃疡面修复的功效。平时要养成良好的生活习惯，起居规律，坚持锻炼，多吃果蔬补充维生素，少食刺激性强或过烫的食物。

3. 冬病夏治三伏贴

冬病夏治是中医学的一种极具特色的治疗方法。中医学认为天人相应，人与自然界是一个有机整体，因此人应该顺应自然，遵循自然界的变化规律，这样才能更好地适应生存环境。《素问·四气调神大论》说"所以圣人春夏养阳，秋冬养阴，以从其根"，意思是人应该顺应自然界的规律，春夏顺应生长之气，秋冬顺应收藏之气，其中所蕴含的治未病思想就是后来冬病夏治最早的理论根源。

中医学认为阳气在生命过程中占有重要地位。《素问·生气通天论》说："阳气者，精则养神，柔则养筋。"阳气具有温养全身、护养脏腑、抗御外邪侵袭、维持阴阳平衡的功能。阳气虚衰则无力抵抗外邪，而阳气不足是慢性支气管炎、哮喘、慢性阻塞性肺疾病等冬季最易诱发的疾病的基本病机之一。冬病夏治就是利用夏季气温高、阳气旺，是体内寒凝之邪容易消解的时机这一特点，通过扶助人体阳气，达到祛寒护阳的目的，从而使失衡的阴阳回归稳态，使疾病向愈。从阴阳互根而论，春夏养阳，是为秋冬储备阳气，提高抗御病邪的能力，促进人体阴阳平衡，使一些宿疾，

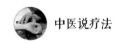 中医说疗法

尤其是冬季感寒后易反复发作的疾病得以恢复，从而达到缓则治其本、不治已病治未病的目的。

三伏贴就是通过在三伏这几天进行穴位敷贴来治疗疾病的方法。三伏是初伏、中伏、末伏的统称，是一年中天气最热、阳气最盛的时节。三伏贴根据"冬病夏治"的理论，大多使用一些具有辛温发散等功效的药物，以鼓舞人体正气，促进阴阳平衡，达到祛除宿疾的目的，体现了中医学中人与自然相协调的整体观念和治未病的理念。因此，三伏贴是中医时间医学、针灸学与中药外治相结合的一种综合疗法，临床上可以用于治疗慢性肾病、风湿性疾病、颈椎病、月经不调等多种疾病，对呼吸系统疾病，比如哮喘、慢性支气管炎、肺气肿、过敏性鼻炎、慢性咽炎等的治疗效果尤佳，且因为纯天然、操作便捷等特点而深受患者欢迎。

当然，三伏贴也并非万能贴，感染性疾病急性发热期的患者、易过敏或特殊体质的患者、皮肤病患者、妊娠期妇女、糖尿病患者、恶性肿瘤患者等应在医生的专业指导下使用。

许多医院的三伏贴一共需要贴五次，除传统敷贴时间，即三伏人体阳气最旺盛的时间外，再加上伏前加强贴和伏后加强贴，五次为一个疗程。我们知道三伏贴主要适用于阳气虚弱、虚寒体质的人群，为保证人体阳气在三伏时节更加充盛，应在入伏前鼓舞阳气，从补益肾阳着手，以入肾药物为载体，激发肾之元阳，如同划一根火柴，点燃人体阳气生发的源头。另外，三伏天气潮湿闷热，极易导致湿气困脾，从而阻遏阳气，可见三伏后，振奋脾阳、祛湿邪也是必不可少的。中医学强调"春夏养阳"，三伏贴顺应节气变化，结合治未病思想，提高了临床疗效，起到了扶正固本的作用，事半功倍！

三伏贴小贴士：①局部稍有痒、热、痛感为正常反应，但如果敷贴后

皮肤局部出现刺痒难忍、灼热、疼痛剧烈时，应立即取下药膏，禁止抓挠，不宜自行涂抹药物，一般可自然缓解，如有严重红肿、水疱出现则应及时到医院就诊。②敷贴期间忌食辛辣油腻、冷饮，应适量多饮水，敷贴当日不宜游泳、洗澡等，应注意皮肤清洁。③急症、重症请及时到医院相应科室就诊。

4. 小结

针灸、推拿、拔罐、刮痧、外敷皆属于中医外治法的范畴，是中华民族与疾病作斗争的智慧结晶的具体实现。针灸、推拿、拔罐、刮痧、外敷为什么有那么好的疗效？在皮肤上简单地施以外治之手法，竟然能治好多年来的内外老毛病，这是什么原理呢？

人体的生命来源和生命功能的维持有赖于气液（营卫、气血、津液、精神）宣通畅达，人体的气液宣通一刻不可停滞，一旦停滞，则气液环流不利而有所阻滞、密闭，甚至闭塞，进而导致全身内外、上下、左右、内外表腠玄府闭塞，气机失常，人体正常生命活动受阻而发病。中医学认为无论内因还是外因，得之于风雨寒暑，或内伤七情，或饮食居处，皆可造成营卫、气血、津液积聚为痰、饮、湿、浊、瘀、郁，四肢、九窍、五脏十六部、三百六十五节相应的阴阳表里、皮膜腠理玄府不通乃生百病。针灸、推拿、拔罐、刮痧、外敷能解表疏腠扩络、开玄府、散郁结而通百脉，故能通调百病，即《素问·汤液醪醴论》所云："平治于权衡，去宛陈莝，微动四极，温衣，缪刺其处，以复其形。"《素问·痹论》曰："五脏有俞，六腑有合，循脉之分，各有所发，各治其过，则病瘳也。"

第六章
导引术

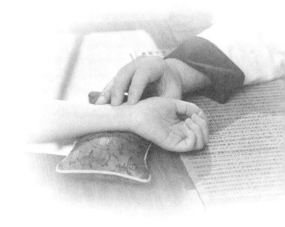

第六章 导引术

第一节 沿着经络导引起来

一幅马王堆汉墓出土的帛画把一种古老的传统保健运动操——导引术，带到了大众面前。帛画虽然是几千年前的作品，但是直到现在，上面的人物造型、动作、帛画的色彩都清晰可见。帛画将人物刻画得细致入微，他们面带微笑，弯腰弓背，手臂弯曲，头向后仰，一副怡然自得的姿态。而这只是众多帛画中的一幅，我们将它称作《导引图》，是现在我们了解导引发展的极其珍贵的资料。《导引图》中有彩绘人物44个，每幅都是一种导引术式，在每幅图的周围还有简单的术式名称。《导引图》充分反映了当时导引术式的多样性。从导引的功能方面看，这些导引术式既有用于治病的，也有用于健身的。从肢体运动的形式看，既有立式导引，也有步式和坐式导引；既有徒手的导引，也有使用器物的导引；既有配合呼吸运动的导引，也有仅以肢体运动的导引。此外，还有大量模仿动物姿态的导引术式。《导引图》是迄今已知现存最早的导引图谱，当今广播体操或保健操中的一些基本动作在《导引图》中大抵也能见到。透过千年的时光，我们看到了古人的生活，看到了导引术最初的样子。

1. 导引术的发展史

秦汉时期，医学的进步带动了导引术的发展。当时人们对人体器官的结构和功能就已经有了大体的了解，早在《黄帝内经》中就有"诸筋者皆属于节"及"胸腹，脏腑之郭也"等的记载，同时还提到导引疗法的适应证有"痿厥寒热""息积"等，临床可与"按跷"（类似于我们现在说的推

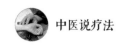

拿）配合进行治疗。通过《黄帝内经》的记载，我们知道至少在当时导引术已开始用于临床治疗。

医圣张仲景撰写的《金匮要略》中记载用"导引、吐纳、针灸、膏摩"治疗四肢重滞，《中藏经》中也指出"导引则可以逐客邪于关节"及"宜导引而不导引，则使人邪侵关节，固结难通"等。随着导引术的不断发展，越来越多的医家对导引术的认识逐步加深，导引术在临床中的适应证范围也逐渐扩大。

导引术在养生方面也有非常重要的作用。历史上许多著名人物都提倡用导引术来养生，如东方朔等人提倡"导气养性"等。两汉时期的许多方士也精于导引，但他们的最终目的都是为了长生不老，因此在对导引术的发展做出贡献的同时也给它掺入了一些玄秘的色彩。导引术在保健养生方面的作用突出，比如相传名医华佗从动物灵动的姿态中受到启发，模仿动物的动作创制了五禽戏；八段锦共八种动作，八种作用，因为简单易学、口诀朗朗上口而在民间广为流传；易筋经既能防身，又能保健养生，宋元以前即在少林寺众僧中流传，自明清逐步流向民间，广为人知。

2. 导引术与经络学说

看似简单的导引动作可不是随意发挥想象得出的，而是依据中医理论，特别是经络学说，经过长时间的实践摸索得出的。在远古时代，我们的祖先在生活、劳动中偶然发现一些动作可以治病，比如在捕猎时不小心把拇指内侧割破了，痛了很多天的嗓子突然感觉不痛了；本来总是睡眠不安，外出劳动光着脚走很远的路后脚底出现酸痛胀感，结果当天晚上睡得又甜又香等。后来，经验就这样被一点点积攒起来，慢慢地经过后人的不断研究、丰富而成为经络学说。

经络是经脉和络脉的总称。经脉是主干，是贯通上下、沟通内外的干线，络脉是分支，是经脉的分支，如同网络一样遍布全身。经络是运行气血的通道，如果把我们的身体比作一座城市，经络就是城市中相互贯通的交通干道，主干道是经，次干道是络，畅通无阻的城市需要这些主、次干道各自分工又密切合作，一旦有哪条干道堵塞不通，整座城市的交通就会陷入瘫痪。同样的，人体经络不通了，气血就不能顺利地运送精微物质到相关脏腑及四肢等，人也就生病了。

导引术就是通过一定的动作，根据经络的循行方向，让那些堵塞了的经络重新畅通起来。它的作用就像交通警察，让各种各样的车辆都能够畅通无阻，这样物资才能流通起来。经络畅通，气血就能灌注到全身各处，整个人自然也就神清气爽了。

3. 让古老的导引术在新时代大放异彩

随着社会的不断发展，人们的生活水平不断提高，富贵病变得越来越多，简单来说就是吃得太多、吃得太好，还缺乏运动，由此导致"收支不平衡"。我国已经进入老龄化社会，老年人口越来越多，老年病患者越来越多，解决老年人的健康问题迫在眉睫。"生命在于运动"，但是对于体质弱的老年人来说，运动量肯定不能过大，这就有些难办了。中医学认为应阴阳平衡，动静结合，导引术就是适合老年人的治病、保健、强身的好方法之一。

导引术简单易学，在家里、在公园里，随时随地都可以导引起来。可以一个人习练，也可以三五个人一起，还可以配合音乐练习。整体来说，导引术动静结合，静中有动，动中有静，不要看它似乎并不复杂，如果动作规范，一整套做下来是会感觉有些累的。导引术适合各年龄段的人群习练，希望越来越多的人能够加入习练导引术的队伍，都能拥有健康的身体和美好的生活。

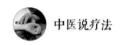 中医说疗法

第二节 五禽戏

相信大家都听说过"五禽戏",但也许并不清楚其具体的内容。那么,今天就不妨来了解一下什么是五禽戏。五禽戏是一套健身祛病的导引术,从字面意思上也不难理解,就是五种模仿动物的运动形式。相传华佗模仿虎、鹿、熊、猿、鸟五种动物的神态与动作,编创了一套健身运动,也就是五禽戏,开创了练习气功养生保健的先河。华佗五禽戏是国家级非物质文化遗产之一,是中华民族健身文化的瑰宝,目前仍是中医防病治病的一种有效手段。

1. 向动物学养生

我们都知道人类是从古猿进化而来的,人类在漫长的进化过程中从树上来到了地面,从洞穴走向了平原,学会了种植谷物、养殖牲畜。但是,疾病的发生率总是居高不下,人们不断地寻求长生不老的方法,寻找能让人长生不老的灵丹妙药。然而,世间万物,生老病死是自然规律,是万物法则,谁也不能够避免。既然做不到长生不老,寻找一种方法帮助人延年益寿总还是可以的。相传华佗在山林间看到动物们都生活得很快乐,它们都有许多人类没有的本领,老虎威猛有力,鹿儿安然悠闲地在河边散步,猿猴灵巧地在山林里自由穿梭,白鹤轻盈地在天空中自由飞翔,便想人类能不能也学习动物的姿态,这样是不是能延年益寿呢?于是华佗留心观察动物们的行为,最终模仿动物的姿态发明了五禽戏。

2. 聊聊五禽戏

中医学认为，经常练习五禽戏，对人体健康大有裨益。相传在三国时期，司马懿每天都会习练五禽戏，不仅身体好，很少生病，而且还很长寿。在生活中，也有不少人在坚持练习五禽戏，通过模仿虎之威猛、鹿之安舒、熊之沉稳、猿之灵巧和鸟之轻捷，让身体各部位得到有针对性的锻炼，也能够更好地调节脏腑的生理功能。

3. 练习五禽戏，你开始了吗

随着不断的发展，五禽戏逐渐形成了不同的流派，各有特点，但大同小异。下面介绍其中的一种供大家参考：

（1）虎戏

练习虎戏首先要记住一个字：稳。要像老虎一样稳稳当当地站在草地上，双腿自然站立，然后弯腰俯身，双手着地，用力向前跳跃同时吸气，落地后稍停，身体后缩并呼气，重复三次。跳跃三次之后，双手先左后右向前移动，同时双脚向后移动，头尽量抬起吸气，稍停片刻可将头放低向前平视，平视的时候吐气。最后，先迈左手和脚，后迈右手和脚，向前爬行七步，然后后退七步。注意，在俯身爬行时，后腿膝盖不要过于弯曲，动作也不要过快。大家都知道，老虎一般都生活在森林之中，经常在山林间跳跃奔跑，因此虎戏的动作幅度和运动量都比较大，大家在练习的过程中要量力而行，运动要适度。

（2）鹿戏

和虎戏一样四肢着地，头先向左转，尽量向左后看吸气，停留片刻，恢复原位呼气，同样的方法头向右转，重复左转三次，右转两次。先抬起左腿，然后左脚尽量向后伸，后伸的同时吸气，停留片刻，恢复原位呼气，同样的方法抬右腿，重复左腿伸展三次，右腿伸展两次。鹿的姿态优雅，大家在练习鹿戏的时候动作幅度就不能像虎戏那么大了，要相对小一些，

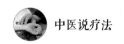

注意呼吸吐纳之间的配合，注意动作的美观，不能太僵硬，要提高运动的观赏性。

（3）熊戏

熊戏取仰卧位，双腿膝盖弯曲弓起，同时双脚离开地面，双手抱住膝盖，头用力向上，使肩膀背部离开床面即可，好像做到一半的仰卧起坐一样，略微停止，先把左肩落到床面上，然后继续头颈用力向上，恢复刚才的姿势，然后换为右肩下落，如此左右交替反复各七次。起身，双脚放在床上，膝盖弯曲，就像坐在草坪上的姿势，双手反别按在左右两边，抬左手和右脚，用左手和左脚撑起身体，稍稍离开床面即可，然后换为抬起右手和左脚，反复片刻即可。这里的动作不应过快，以免手腕受伤。也可以找一个结实的门框，双手抓握门框，使身体悬空，做引体向上，重复七次。有力量的人还可以做倒悬，不过建议大家尽量不要做，因为这个动作危险性较高。熊戏和虎戏一样也需要量力而行。

（4）猿戏

择一悬空之物，比如单杠，高度以站立时可轻松触及为宜。习练猿戏时想象自己如猿猴一般，双手抓住单杠使身体悬空，向上伸缩身体七次。如果身体条件允许，也可用下肢钩住单杠使身体倒悬，模仿猿猴扭动身体，或者微微来回摆动。需要特别注意的是，该动作有一定的危险性，一定要量力而行。尤其是用脚钩单杠倒悬时身边一定要有人保护。

（5）鸟戏

想象一下鸟儿在天空中飞翔的姿态，自然站立，吸气同时抬起左腿，双手向上抬起至水平呈十字，尽量扬起眉毛，鼓足气力，好像自己要飞翔一样。呼气的同时左脚回落地面，双手同样回落。同样的方法，左右交替，各重复七次。然后坐下，弯曲右腿，双手抱住膝盖，将右腿靠近胸口吸气，稍停恢复原位吐气，同样的方法，左右各七次。双臂像小鸟展翅一样上下挥动七次,手臂要保持在身体的侧面上。鸟戏较为轻松,可用来做最后的放松运动。

4. 可别小瞧五禽戏

我们平常形容一个人魁梧强壮时,常常会用虎背熊腰这个词。老虎的体型大、活动量大,虎戏的运动量、动作难度相应地也比较大。虎戏侧重于活动腰、肾,可以起到按摩肾脏、固肾壮骨的作用,对于肾气不固、肾阳亏虚等病证的防治有很好的作用,可以治疗男性的前列腺疾病、不育,以及女性不孕、月经不调等疾病。我们练习鹿戏的时候最重要的就是要学习鹿怡然自得的状态,鹿戏能够让人心情舒畅,因此对肝气不畅、筋脉目窍失养等病证的防治有很好的作用。鹿戏侧重于活动躯体两侧胁肋,可以起到按摩肝胆、疏肝强筋的作用,可用于治疗两胁胀痛、情绪抑郁、月经不调、乳腺增生、痛经等疾病。熊戏的动作较缓慢,侧重于活动腹部,可以起到按摩腹部胃肠、健脾和胃、促进消化的作用,对胃失和降、脾胃虚弱等病证的防治有很好的作用,临床上可用来治疗慢性胃炎、胃溃疡、胃下垂、慢性肠炎等引起的腹痛、腹胀、腹泻、便秘等病证。猿戏侧重于活动心胸,可以起到按摩心脏、养心健脑、增强记忆力的作用,对心血不畅、心神失养等病证的防治有很好的作用,可用于治疗失眠、冠心病、脑卒中、老年痴呆等心脑血管疾病。鸟戏侧重于活动胸部,可以起到按摩肺脏、补肺固表的作用,对肺气不足、肺失宣降等病证的防治有很好的作用,可用于治疗慢性阻塞性肺疾病、支气管哮喘、感冒等呼吸系统疾病。

5. 习练五禽戏,三天打鱼、两天晒网可不行

关于五禽戏的练习方法和功能主治我们已经进行了介绍,接下来就要开始行动了。练习五禽戏时,应该选择空气新鲜、草木繁茂的场所,比如

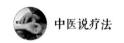 中医说疗法

公园、广场等，但是不能太吵闹，因为五禽戏的习练需要保持平心静气的状态。每天可练习三四次，每次十分钟左右，能够达到养生保健的效果。如果想把五禽戏练得更标准，可以查找相关视频进行补充学习，还可以与一同习练的友人相互指导，纠正错误。练习五禽戏贵在坚持，切勿三天打鱼，两天晒网。

第三节　八段锦

说起导引术大家可能不太熟悉,但说起八段锦几乎人人皆知。八段锦功法是一套独立而完整的健身功法,起源于宋代,至今已有八百多年的历史。在我国古老的导引术中,八段锦是流传很广、对导引术发展影响很大的一种。八段锦乍一听好像指的是八条丝绸,实际上并不是。古人把这套动作比喻为"锦",意为五颜六色,美而柔顺,体现其动作的舒展优美,视其为祛病健身效果极好的传统保健功法,编排精致,动作完美。我们现在说的锦衣玉食、锦上添花指的是生活富贵、美上加美,表达的也都是对事物的赞美和喜爱。八段锦分为八段,故名为"八段锦",练习时无须使用器械,不受场地局限,简单易学,节省时间,作用显著,适合于男女老少,可使过瘦者健壮、过重者减重,深受广大人民群众的喜爱。

1. 八段锦做起来

第一式：两手托天理三焦

我们双脚稍微分开,自然站立,两侧手臂从身体两侧自下而上举至头顶,两手五指相对,翻掌掌心托天,抬起头看着天空,这个时候两侧脚跟离开地面,同时吸气。过一小会儿再闭气,然后两手下落,分开像抱一个球,缓缓向下,脚跟放下,同时呼气。这个动作重复做8遍。

不知道大家发现没有,八段锦第一式和我们平常伸懒腰的动作很像。"两手托天理三焦",从动作上看是四肢和躯干的伸展运动,通过四肢和躯干的伸展活动,可以影响全身血流的再分配,有利于肺部的扩张,使呼吸加深，吸进更多的氧气，对消除疲劳有一定的作用。"两手托天理三焦"动作是全身的伸展活动，又伴随深呼吸，可以调理脏腑，对腰背部的肌肉骨骼也有良好的作用，有助于矫正肩内收、圆背等不良姿势。经常伏案学习或工作的人群可以练一练八段锦，工作累了就在办公桌旁边做一下八段锦第一式，放松身体，矫正体态，让自己"满血复活"。

第二式：左右开弓似射雕

八段锦第二式，一听名字就能想象到这个姿态，想到古代的英雄豪杰拉弓满月射雕的气派。做的时候左手拇指、食指伸直，其余手指握紧，右手维持竖拳，想象自己正在拉弓射雕。首先自然站立，双脚稍分开，右脚向右横出一步，呈右弓步，双手在胸前交叉后，左手拇指、食指伸直，其余手指握紧，像剑一样向左推出，头随之左转，眼睛看着左手的食指，右手握拳平胸，做出拉弓的姿势，同时吸气。复位直立时呼气，同样的动作右弓步再做一次，仅左右相反。这个动作左右各做 8 遍。

"左右开弓似射雕"这一动作的重点在胸部、在上焦，其影响所及包括两手、两臂和胸腔内的心肺，通过扩胸伸臂可以锻炼胸肋部和肩臂部的肌肉，加强体内血液循环，同时有助于进一步纠正姿势不正确造成的不良体态。

第三式：调理脾胃须单举

八段锦第三式，双脚分开，直立，左手翻掌上举，五指并拢，掌心向上，指尖向右，抬头，眼睛看着左手掌，右手同时向下按，掌心向下，指尖向前，同时呼气。右手上举时动作和左手上举时相同，仅左右相反。此动作左右交替各做 8 遍。

"调理脾胃须单举"这段动作的重点是一手上举，一手下按，上下用力对拉，使两侧内脏器官和肌肉进一步受到拉伸，特别是使肝、胆、脾、胃等脏腑，可使胃肠蠕动等消化功能增强，久练有助于防治胃肠病。中医学认为，气是构成万物的最基本要素，人体中气的运行出现障碍就会出现诸多问题，比如下陷太过就会造成气陷，临床常见的胃下垂等疾病就属于此类。第三式上举的动作可以升提中气，健脾和胃，进而改善胃肠功能。

第四式：五劳七伤往后瞧

直立，两脚稍分开，右脚向前跨出成右弓步，头部慢慢右转，眼睛看着身体右后方的脚跟，右手下按，左手上举到额头的位置，同时吸气。复原时呼气。同样的动作向左再转一次，仅方向相反。此动作左右各做 8 遍。

"五劳七伤向后瞧"这一节动作的重点是头部反复向左、向右转动，眼睛尽量往后看，显然是一种头部运动。头部运动对活跃头部血液循环、增强颈部肌肉活动有较明显的作用，有助于预防和治疗颈椎病，维持颈部肌肉正常的运动功能，改善高血压和动脉硬化患者的平衡功能，减少眩晕症状，对消除疲劳、改善中枢神经系统功能障碍等也有促进作用。对于经常落枕、颈部有酸麻胀痛感的人群来说，这一式能很好地改善症状，坚持练习会有显著的效果。

第五式：摇头摆尾去心火

首先两脚尽量分开，距离大约为肩宽的两倍，屈膝下蹲成骑马的姿势，脚尖向外分开成外八字，两手翻掌向外，虎口放在膝盖上。头部和上身先向左摆，重心移到左脚成左弓步，同时吸气，复原时呼气。向右摆时动作和向左摆时相同，仅方向相反。左右各做 8 遍。

"摇头摆尾去心火"这段动作是全身性运动，对全身都有良好的作用。"摇头摆尾"，旋转身体，可放松精神，提高全身各器官、各系统的功能，增强体质。"去心火"，重要的在这一个心字。中医学认为，心为"君主之官""五脏六腑之主"，心主宰全身的生命活动，心神被扰，则整个人的精神状态就会不好，吃也吃不好，睡也睡不好。这个简单的摇头摆尾的动作就可以清心火，帮助我们重新找回精气神。

第六式：两手攀足固肾腰

直立，上身向前屈，膝关节挺直，两手掌握着两足尖，头略抬高，同时吸气，恢复直立时呼气，同时以两手背部抵住后腰，上身向后仰。这个动作可反复做8遍。

第六式"两手攀足固肾腰"这一段动作，既有前俯，又有后仰，可充分伸展腰背肌肉，同时两臂也应尽量向下伸展。坚持练两手攀足可使腰肌延伸而受到锻炼，使腰部各脏腑，特别是肾脏等的功能得到提高，既有助于防治常见的腰肌劳损等疾病，又能增强全身各脏腑功能。中医学认为肾为先天之本，肾主骨生髓。肾是一切生理功能的原动力，人的生长、发育、生殖等都与肾密切相关。这个动作能固肾气、养先天，适合各年龄段的人群练习。

第七式：攒拳怒目增气力

第七式，两脚分开与肩同宽，下蹲成骑马式，双手握拳放置于腰间，拳心向上，双手握紧，转拳怒目直视前方时吸气出右拳，复原时呼气。同样双手握拳放置于腰间，拳心向上，双手握紧，转拳怒目直视前方时吸气换左手出拳，复原时呼气。这个动作可重复做8遍。

第四式"五劳七伤往后瞧"和第七式"攒拳怒目增气力"分别有扩大眼球活动范围和瞪眼怒目的动作，可以增强眼肌力量，防治近视。通过攒拳怒目可以激发经气感应，疏通经络，促进气血运行。

第八式：背后七颠百病消

直立，两手臂下垂，掌心自然下垂放置于腰间中央，两膝盖伸直。吸气时两个脚跟抬起离地1～2寸，同时头向后扬，双掌背屈，脚指尖向下方抓地，同时吸气。复原时呼气。这个动作反复做7遍。

"背后七颠百病消"，这个动作是八段锦的最后一个动作，动作简单，颠足而立，拔伸脊柱，下落振身，主要是结束前的放松疗法，可以放松身体、疏通经络、按摩五脏六腑，十分舒服。

2. 练习八段锦，这些要点要牢记

练习时要注意动作连贯、柔和缓慢、松紧结合。动静相兼，神与形合，气寓其中，才能松静自然、准确灵活、练养相兼、循序渐进。

（1）松静自然

松静自然是练功的基本要领，也是最根本的法则。松，是指精神与形体两方面的放松。这里的"自然"绝不能理解为听其自然、任其自然，应为道法自然。在动作上要做到不僵不拘、轻松自如、舒展大方。在意识的主动支配下，逐步达到呼吸柔和、心静体松，同时松而不懈，保持正确的姿态，并将这种放松程度不断加深。中医学讲"神乃形之主，形乃神之宅"，就是这个道理。

（2）准确灵活

准确，主要是指练功时的姿势与方法要正确。灵活，指的是习练时对动作幅度的大小、姿势的高低、用力的大小、呼吸的调整等，都要根据自身情况灵活掌握。在练习的时候，动作路线应该带有弧形，不起棱角，不直来直往，要符合人体各关节自然弯曲的状态，用腰背的力量带动四肢运动，上下相随，节节贯穿。动作的虚实变化和姿势的转换衔接要灵活，减少停顿断点。

（3）练养相兼

练，是指形体运动、呼吸调整与心理调节有机结合的锻炼过程。养，是指通过上述练习，身体出现的轻松舒适、呼吸柔和的静养状态。练和养是分不开的，要想达到身体的那种静养状态，首先在习练的过程中动作要做到位，还要将养的状态融入练的过程，清空自己的大脑，做到形神兼备。

（4）循序渐进

八段锦的练习是一个循序渐进的过程，不能要求一蹴而就。只有经过一段时间和数量的习练，才会让自己的动作逐渐准确，使动作连贯性与控制能力得到提升，对动作要领的体会才能不断加深。习练贵在坚持，大家一定要有计划，给自己定下一个目标，把目标分解成一个个近期目标，时

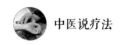中医说疗法

刻提醒自己坚持下去，一步步来，最后一定会有所收获。

3. 习练八段锦，口诀少不了

最后为八段锦初学者送上朗朗上口的口诀，帮助大家迅速熟悉并习练八段锦，走上养生保健健康路。

预备式口诀

两足分开平行站，横步要与肩同宽，
头正身直腰松腹，两膝微屈对足尖，
双臂松沉掌下按，手指伸直要自然，
凝神调息垂双目，静默呼吸守丹田。

第一式（两手托天理三焦）口诀

十字交叉小腹前，翻掌向上意托天，
左右分掌拨云式，双手捧抱式还原，
式随气走要缓慢，一呼一吸一周旋，
呼气尽时停片刻，随气而成要自然。

第二式（左右开弓似射雕）口诀

马步下蹲要稳健，双手交叉左胸前，
左推右拉似射箭，左手食指指朝天，
势随腰转换右式，双手交叉右胸前，
右推左拉眼观指，双手收回式还原。

第三式（调理脾胃须单举）口诀

双手重叠掌朝天，右上左下臂捧圆，
右掌旋臂托天去，左掌翻转至胯关，

双掌均沿胃经走，换臂托按一循环，
呼尽吸足勿用力，收式双掌回丹田。

第四式（五劳七伤往后瞧）口诀

双掌捧抱似托盘，翻掌封按臂内旋，
头应随手向左转，引气向下至涌泉，
呼气尽时平松静，双臂收回掌朝天，
继续运转成右式，收式提气回丹田。

第五式（摇头摆尾去心火）口诀

马步扑步可自选，双掌扶于膝上边，
头随呼气宜向左，双目却看右足尖，
吸气还原接右式，摇头斜看左足尖，
如此往返随气练，气不可浮意要专。

第六式（两手攀足固肾腰）口诀

两足横开一步宽，两手平扶小腹前，
平分左右向后转，吸气藏腰撑腰间，
式随气走定深浅，呼气弯腰盘足圆，
手势引导勿用力，松腰收腹守涌泉。

第七式（攒拳怒目增气力）口诀

马步下蹲眼睁圆，双拳束抱在胸前，
拳引内气随腰转，前打后拉两臂旋，
吸气收回呼气放，左右轮换眼看拳，
两拳收回胸前抱，收脚按掌式还原。

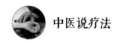

第八式(背后七颠百病消)口诀

两腿并立撇足尖,足尖用力足跟悬,
呼气上顶手下按,落足呼气一周天,
如此反复共七遍,全身气走回丹田,
全身放松做颠抖,自然呼吸态怡然。

第四节 易筋经

易筋经也是传统保健导引术之一，相较于八段锦、五禽戏来说，易筋经的习练人群要少一些，因为易筋经的动作相对复杂，对功法基础的要求也较高。易筋经相传为达摩所创，后落迹于少林寺并流传至今。关于易筋经的流传目前仍有争议，现在我们练习的是易筋经的简化版本。从名字上我们大概就能了解到易筋经是一种强身健体的方法，"易"是变通、改换、脱换之意，"筋"指筋骨、筋膜，"经"则有指南、方法之意。易筋经就是改变筋骨，通过进行长久的练功、修心来疏通经络，以保持身体健康。

1. 易筋经开始练起来

易筋经一共十二势，在开始之前首先两腿分开站立，头端平，口微微闭合，调整呼吸。含胸，挺直腰背，收腹，肩膀放松，全身自然放松。

第一势：韦驮献杵势

保持站立的姿态，弯曲肘关节，两手臂慢慢地平举到胸前，保持一个抱球的姿势，手腕屈曲，手掌直立，手指头向上，掌心相对，距离10厘米左右。这个动作要求肩、肘、腕在同一平面上，配合呼吸做8~20次。可配合易筋经练习口诀记忆。

第一势口诀：立身期正直，环拱手当胸，气定神皆敛，心澄貌亦恭。

第二势：横担降魔杵势

两腿分开站立，与肩膀相同的宽度，脚掌踏实，两个膝盖稍微放松；两个手掌从胸前慢慢向外展开，到身体两侧的时候平举；手掌直立，掌心向外；吸气时胸部扩张，手臂向外伸；呼气时，手指向内翘，手掌向外撑。这个动作反复进行 8~20 次。

第二势口诀：足指挂地，两手平开，心平气静，目瞪口呆。

第三势：掌托天门势

保持站立的姿势，脚尖着地，脚跟提起；双手上举高过头顶，掌心向上，两个中指相距 2 厘米左右；沉肩曲肘，头向上仰，眼睛看着掌背。舌头向上顶着上腭，把呼吸调匀。吸气时，两个手掌用力向上托，双腿同时用力向下蹬；呼气时，全身放松，两个手掌向前下方翻。收势时，两掌变拳，拳背向前，上肢用力将两拳缓缓收至腰部，拳心向上，脚跟着地。这个动作反复做 8~20 次。

第三势口诀：掌托天门目上观，足尖着地立身端。力周腿胁浑如植，咬紧牙关不放宽，舌可生津将腭抵，鼻能调息觉心安。两拳缓缓收回处，用力还将挟重看。

第四势：摘星换斗势

保持站立，右脚稍微向右前方移步，与左脚形成斜八字，随后向左微侧；屈膝，提起右脚跟，身子向下沉，向右做一个虚步。右手高举伸直，掌心向下，头稍微向右倾斜，眼睛向上看着右手掌心；左臂曲肘，自然地平放于背后。吸气时，头往上顶，双侧肩膀向后挺；呼气时，全身放松，再左右两侧交换锻炼。这个动作连续做 5~10 次。

第四势口诀：只手擎天掌覆头，更从掌中注双眸。鼻端吸气频调息，用力收回左右侔。

第五势：倒拽九牛尾势

右脚前跨一步，屈膝成右弓步。右手握拳，举至前上方，双目观拳；左手握拳；左臂屈肘，斜垂于背后。吸气时，两拳紧握内收，右拳收至右肩，左拳垂至背后；呼气时，两拳两臂放松还原为本势预备动作。再身体后转，成左弓步，左右手交替进行。随呼吸反复 5~10 次。

第五势口诀：两腿后伸前屈，小腹运气空松；用力在于两膀，观拳须注双瞳。

第六势：出爪亮翅势

两脚分开站立，两手臂向前平举，立掌，掌心向前，十指用力分开，虎口相对，两眼怒目平视前方，随势脚跟提起，以两脚尖支持体重。再两掌缓缓分开，上肢成一字样平举，立掌，掌心向外，随势脚跟着地。吸气时，两掌用暗劲伸探，手指向后翘；呼气时，臂掌放松。连续做 8~12 次。

第六势口诀：挺身兼怒目，推手向当前；用力收回处，功须七次全。

第七势：九鬼拔马刀势

双腿分开站立，两侧脚尖相对，两侧脚跟分开成八字形；两侧手臂向前成叉掌立于胸前。左侧屈肘由下往后，成勾手置于身后，指尖向上；右侧由肩上屈肘后伸，拉住左手指，使右手成抱颈状。足趾抓地，身体前倾，像拔刀一样。吸气时双手用力拉紧，呼气时放松。左右交替。反复做 5~10 次。

第七势口诀：侧首弯肱，抱顶及颈；自头收回，弗嫌力猛：左右相轮，身直气静。

第八势：三盘落地势

左脚向左横跨一步，屈膝下蹲成马步。上身挺直，两手叉腰，再屈肘翻掌向上，小臂平举像托举着重物一样；稍微停一会儿后，两手翻掌向下，小臂伸直放松，就像把重物放下一样。这个动作随着呼吸进行，吸气时，如托物状：呼气时，如放物状，反复做 5~10 次。收功时，两脚慢慢伸直，左脚收回，两脚并拢站立。

第八势口诀：上腭坚撑舌，张眸意注牙；足开蹲似踞，手按猛如拿；两掌翻起齐，千斤重有加；瞪目兼闭口，起立足无斜。

第九势：青龙探爪势

两脚分开站立，两手掌护住腰部。右手向左前方伸探，五个手指捏成勾手，上身左转。腰部自左至右转动，右手也随着自左至右水平划圈，手划至前上方时，上身前倾，同时呼气：划至身左侧时，上身伸直，同时吸气。左右交换，动作相反。连续做5~10次。

第九势口诀：青龙探爪，左从右出；修士效之，掌平气实；力周肩背，围收过膝；两目注平，息调心谧。

第十势：卧虎扑食势

立正姿势，右脚向右跨一大步，右膝弯曲下蹲，成右弓步姿势；上身前倾，双手撑地，头微抬起，眼睛看着前下方。吸气的同时两侧手臂伸直，上身抬高并尽量往前探，重心向前移；呼气的同时屈肘，胸部下落，上身后收，重心向后移，蓄势待发。这样反复做，随呼吸两臂屈伸，上身起伏，前探后收，就像凶猛的老虎捕食猎物一样。这组动作连续做5~10次后，换成左弓步姿势进行，其余动作相同。

第十势口诀：两足分蹲身似倾，屈伸左右腿相更；昂头胸作探前势，偃背腰还似砥平；鼻息调元均出入，指尖着地赖支撑；降龙伏虎神仙事，学得真形也卫生。

第十一势：打躬击鼓势（又称打躬势）

同样两脚分开站立，两侧脚尖向内扣。两侧手掌掌心向上，从左右两个方向向上举，然后用力在头后部合抱，用手指弹敲脑后片刻。配合呼吸做屈身动作，吸气时，身挺直，眼睛向前看，要有头上好像顶了重物的感觉；呼气时，直膝俯身弯腰，两手用力让头放在膝盖间作打躬状，注意不能让脚跟离地。反复做8~20次。

第十一势口诀：两手齐持脑，垂腰至膝间；头唯探胯下，口更啮牙关；掩耳聪教塞，调元气自闲；舌尖还抵腭，力在肘双弯。

第十二势：掉尾摇头势（又称掉尾势）

两腿分开站立，双手掌由胸前慢慢上举至头顶，眼睛随着手掌的方向移动，身子一定要站直；双手掌交叉，旋腕反掌上托，掌心向上，仰身，腰向后弯，眼睛向上看；上身向前屈，双臂下垂，推动手掌向下，直到推到地面，抬头瞪眼睛。呼气时，身弯曲下，脚跟稍离地；吸气时，上身立起，脚跟着地。如此反复做21次。收功时直立，两个手臂左右侧举，屈伸7次。

第十二势口诀：膝直膀伸，推手自地；瞪目昂头，凝神一志；起而顿足，二十一次；左右伸肱，以七为志；更作坐功，盘膝垂眈；口注于心，息调于鼻；定静乃起，厥功维备。

2. 习练易筋经，功用有很多

练习易筋经有很好的养生功效。长期坚持练功不仅可使全身经络、气血畅达，还能使全身各系统，特别是中枢神经系统得到调节。气血的充盈、五脏六腑功能的协调、精神的充沛，可使人的生命力更加旺盛。练习时要注意动作规范、呼吸正确。练习易筋经时全身各部分都参与了活动，包括肌肉、肌腱、韧带等，长期练功可使肌肉具有更强的收缩、舒张能力。这种锻炼方法还可以加强对骨骼的牵拉，使骨的营养吸收及新陈代谢等得到改善，提高了骨的抗折、抗弯、抗扭动等功能；关节周围组织得到相应的锻炼，可增强关节的稳定性、柔韧性、灵活性等。

老年人练习易筋经可以帮助自己变得头脑清晰、思维敏捷。练习易筋经可以让毛孔随呼吸有序开合，能够使气血运行更加流畅，还可助人心生喜悦，"行功日久，神妙莫名"。易筋经是一种非常奇妙的锻炼方法，不仅能改善人的体质，还在锻炼的过程中帮助我们保持心态的平和。

3. 习练易筋经，不能三心二意

练习易筋经，需要做到心无杂念。我们都知道养身莫先于养心，练习易筋经为身心并修，不仅仅注重身体的锻炼，更重视心灵的感悟。练功时需要保持安静，尽量做到心无杂念，如果不专心致志，不仅达不到应有的

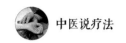 中医说疗法

效果，反而会导致心烦意乱。拿我自己的经历来说，我现在每天都在练习易筋经，有一天早上因为有一些要紧的事情着急去做，练习的时候不是特别专心，只练习了一会儿就收功了，结果一整天都感觉心烦意乱，浑身不舒服。我的亲身经历提示大家，练习易筋经时一定要平心静气，否则宁可不练。

现在的人们工作、生活节奏较快，易筋经恰恰是符合现代人生活规律的，功法简单易学，通俗易懂，经常练习并不会耗费太多时间，还可有效缓解日常生活中的心力交瘁。其实，不论做什么事都是一样的，贵在坚持。就拿我自己来说，每天晚上睡前练习十二势，早上起床后时间允许的话再练习十二势，白天还会去健身、跑步，确保每天锻炼一小时。经过三个多月的练习，确实感觉到自己的身体发生了微妙的变化。所以，我会长期坚持下去，毕竟这是一种简便、实惠的锻炼方法，有非常好的效果。很多时候，大家在练习了一个月后会说练了这么长时间根本没有说的那么好，也没有什么明显的效果，于是就放弃了。这就好比到医院看病一样，肯定会希望让医生马上把自己的病看好，让身上的疼痛感马上消失，可实际上疾病的发生通常并不是一两天问题的积累，想要治愈当然需要长久为功。锻炼也是一样，它给身体带来的好处是潜移默化的，我们要学会坚持，不能半途而废啊！

我曾经看过的一个患者，来诊时向我诉说，三年来由于受工作、生活等压力的困扰，身体状况一直不是很好，经常无精打采、失眠多梦、头昏脑涨、耳鸣、注意力不集中、大便不畅等。经过诊断我认为辨证属肾虚证，再加上患者长时间心情不好，且没有得到很好的疏导，表现出来的症状就变得很多了。对于这种情况我认为药物治疗的效果不是很好，于是先与他进行了充分的沟通，疏解他的心结，令他心情舒畅，然后嘱咐他坚持练习易筋经。过了一段时间后这位患者前来复诊，我见他的精神状态明显好转了，便详细询问他其他方面的情况，患者回答练习易筋经后最明显的感受

就是睡眠质量提高了，基本不会失眠，白天的精力更充沛了，不再像以前一样整日无精打采，头晕、耳鸣、腰酸消失了，听力提高了，大便也畅通了。患者通过练习易筋经不仅身体越来越好，还认识了许多一同练习的朋友，经常相约出去旅游，心情也越来越好了。

第七章
药膳食疗

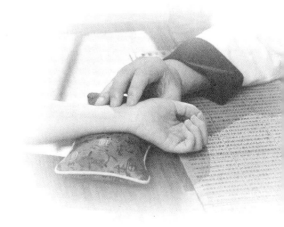

第一节　药食同源，说一说饮食疗法

药食同源是指可以治病救人的中药和我们平常吃的食物有时有着共同的来源，治病的药物有时候可以用来果腹，解决温饱的食物有时候也可以用来治疗疾病。当然，药物作为"药"，其特性是明显区别于普通食物的，比如中药具有毒性，广义毒性泛指药物的偏性，狭义毒性指有毒药物对人体的伤害。《尚书》说"若药弗瞑眩，厥疾弗瘳"，如果药物没有偏性，是不能治愈疾病的，是"以毒攻毒"观念的一种体现，所以从这个层面来说"食"并不完全是"药"。治疗疾病时，尽管"是药三分毒"，很多时候人们还是会选择使用药物，因为没有很好的替代方案。根据病情恰当地配合饮食疗法，能够尽量减轻药物治病时产生的毒副作用。饮食一方面为饱腹充饥、享用美味，一方面又是中医药文化的重要组成部分，与我国饮食文化密不可分。

1. 食疗的起源和发展

所谓食疗，就是用膳食来治疗疾病的手段，即饮食疗法。"医食同源""药食同源"是我国千百年来流传下来的说法，同时也是通过历史实践得出的结论。先人学会使用火之后开始学习吃熟食，熟食就可以避免许多胃肠疾病的发生，对人们的身体有强健作用，这便是药膳食疗的起源。《淮南子》中记载神农"尝百草之滋味，水泉之甘苦，令民知所避就。当此之时，一日而遇七十毒"，此句讲述的就是我们的先人寻找食物和药物的分别。

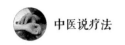 中医说疗法

在周代，宫廷里面出现了"食医"，负责根据当时帝王的身体情况用饮食物进行调摄保健，也可以说相当于现在的营养师。从这里我们可以了解到，饮食疗法在当时已经受到了很高的重视。

《黄帝内经》中有一段很重要的论述，将药物治病与饮食疗法结合了起来。《素问·五常政大论》言："大毒治病，十去其六；常毒治病，十去其七；小毒治病，十去其八；无毒治病，十去其九。谷肉果菜，食养尽之，无使过之，伤其正也。"显然，这是食疗理论重大进步的结晶，也是对食疗作用的高度评价。那时人们大多祈求长生不老，希望找到灵丹妙药，比如秦始皇寻求长生不老的药食，也在一定程度上推动了食疗的发展。

隋唐时期，食疗进入了快速发展的阶段。孙思邈是食疗理论与实践的集大成者，他所著的《备急千金要方》和《千金翼方》中很多地方都记述了饮食疗法，还收录记载了前人的食疗经验。后来，孟诜继承并发扬了孙思邈的食疗思想，《食疗本草》的成书更是对药膳的发展起到了很大的推动作用，书中介绍了很多养生粥的功效和制作方法，直到现在还被广泛使用。

元代忽思慧的《饮膳正要》对食疗具有非常重要的意义，全书论述了诸饮食菜点、主副食及点心的特点和烹制方法，并据此说明其食疗作用。这本书所讲以膳为主，以药为辅，重视饮食养生，寓治疗价值于饮膳之中，从营养的角度将"食治"向"食补"的方向推进，开创了药膳食疗新时代。

明代李时珍在《证史证类备急本草》的基础上撰成《本草纲目》一书，书中大量载录了食物的功用及食疗方，为食疗受到医家高度重视的另一标志。《本草纲目》收载药物1892种，仅谷、菜、果三部即有300余种，虫、介、禽、兽类有400余种，均为食物治疗内容，在"百病主治药"部分还记述有许多食疗形式，包括酥、乳腐等经加工制作的食品。

2. 食疗的解读

中医经典《黄帝内经》中关于食疗的论述非常多，为食疗提供了理论

根据。《素问·阴阳应象大论》说："形不足者温之以气，精不足者补之以味"，说明食物是人体精气形成的关键。《素问·六节藏象论》说："五味之美，不可胜极。嗜欲不同，各有所通。天食人以五气，地食人以五味。五气入鼻，藏于心肺，上使五色修明，音声能彰。五味入口，藏于肠胃，味有所藏，以养五气，气和而生，津液相成，神乃自生。"这些也都道出了食物补益身体的根本原理。

酸苦甘辛咸五种滋味的食物都必须食用，并且五味入五脏，过则为灾，适度为良，食物的摄入量不能过多也不能过少。《素问·五脏生成》曰："是故多食咸，则脉凝泣而变色；多食苦，则皮槁而毛拔；多食辛，则筋急而爪枯；多食酸，则肉胝胎而唇揭；多食甘，则骨痛而发落，此五味之所伤也。故心欲苦，肺欲辛，肝欲酸，脾欲甘，肾欲咸，此五味之合五脏之气也。"这段话将食物用于治疗的利弊说得非常清楚，理论原则分明，也说明了五味过嗜的危害。

医圣张仲景在治病时也经常采用食疗的方法。《伤寒论》中提到治疗时要注意食物禁忌，比如桂枝汤"禁生冷、黏滑、肉面、五辛、酒酪、臭恶等物"，《金匮要略》中记载"秽饭馁肉臭鱼，食之皆伤人"。显然，张仲景在《黄帝内经》的基础上结合临床经验，对饮食禁忌等做了进一步的总结，且讲究饮食卫生。

唐代药王孙思邈在《备急千金要方》中说"夫为医者，当须先洞晓病源，知其所犯，以食治之，食疗不愈，然后命药"，金元名医张从正指出"养生当论食补，治病当论药攻"。医生要善于洞察病情，掌握疾病的变化，了解患者的体质和平日饮食的喜恶，根据病情的变化，因人制宜，选用适宜的食物或者药物进行养生或者治疗。从中医学角度看，"药补不如食补"是有一定道理的，许多食物本身就是中药材，药食同源，比如莲子、大枣、百合、核桃、山楂等均可入药，但同时又都是食品。

3. 药膳食疗的基本原理

以中医学阴阳学说为指导可将疾病分为阴证和阳证，治疗的药物、食物也要区分它们的阴阳属性，以进行针对性的治疗。关于药物和食物的气味，《中西汇通医经精义》里有这样的说明："辛甘发散为阳，酸苦涌泄为阴，咸味涌泄为阴，淡味渗泄为阳。"根据药物、食物四气属性来划分，则偏热、偏温者为阳，偏寒、偏凉者为阴；根据药物、食物作用来划分，升浮之品属阳，沉降之物属阴。有了药物、食物的阴阳划分，疾病的阴阳划分，食疗方案的选择就明确了。寒性病证可以用温热性质的食物调养，如葱白、生姜、饴糖、羊肉等；热性病证可以用寒凉的食物调摄，如薏苡仁、莲心、菊花、赤小豆、龟肉等。

现代研究证明，血肉乳蛋等食品可增强免疫系统功能；凉性的新鲜蔬菜，比如白菜、番茄、黄瓜等，有抑制免疫功能亢进的功效；辛散或苦寒食物有体温调节的作用；淡渗利尿之品可降低晶体渗透压；有益气、泻下功效的食物能降酸；温补肾阳的羊肉、鹿肉等可提高 DNA 合成率；滋补肾阳的龟肉等则可缓和亢进的 DNA 合成。

在食疗学的发展过程中，五行学说做出了巨大贡献。五行是指金、木、水、火、土五类要素及其运动变化，是构成物质世界的基本。人们在长期的生活实践中发现所有的物质都有共性，后来人们将这些共性分为金、木、水、火、土五大类，再后来人们把五行引入中医学，并将五脏、五色、五味、五音等与五行相配属。

《黄帝内经》中早已述及，"五味所入：酸入肝，辛入肺，苦入心，咸入肾，甘入脾，是谓五入"。

酸入肝：中医学认为酸味能收、能涩，以酸味为主的食物有酸梅、石榴、西红柿、山楂、橙子等。酸味食物大多富含维生素 C，有增强消化功能和保护肝脏的作用，常吃不仅可以帮助消化，杀灭胃肠道内的有害病菌，还有预防感冒、降血压、改善动脉硬化之功效。

苦入心：古有良药苦口之说，中医学认为苦味能泄、能燥、能坚，具有除湿、清热、止呕等作用，以苦味为主的食物有橘皮、苦杏仁等，常吃能促进毒素排出，防治各种疮疡肿毒。

甘入脾：甘味能补、能和、能缓，以甘味为主的食物，比如红糖、桂圆、蜂蜜、米面食品等，可以补养气血、补充热量、解除疲劳、调和脾胃、缓和毒性等，还具有缓解痉挛等作用。

辛入肺：中医学认为辛味能行、能散，以辛味为主的食物有发汗、理气、行血等功效。人们常吃的葱、姜、蒜、辣椒、胡椒等，均是以辛味为主的食物，这些食物既能保护血管，又可调理气血、疏通经络，经常食用有助于预防风寒感冒，但热结便秘、阴虚有热的患者需要慎重食用。

咸入肾：咸被称作"五味之冠"，百吃不厌。中医学认为咸味能下、能软，可泄下、软坚散结等，具有调节渗透压、维持正常代谢的功效。盐、海带、紫菜、海蜇等都属于以咸味为主的食品。

"肝病禁辛，心病禁咸，脾病禁酸，肾病禁甘，肺病禁苦"是《黄帝内经》中依据五脏各自所喜所恶，以及五行生克的理论衍化出来的"五禁"，食疗中的许多"食忌"之品，即与这"五禁"有关；而针对某一脏腑病证用某药食治疗时，则是主要以前面提到的"五入"理论为指导的。五色理论是将五脏与五色相对应，肝、心、脾、肺、肾分别对应青、赤、黄、白、黑，按照颜色来进行食疗可以作用于相对应的脏腑。

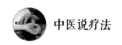 中医说疗法

第二节 药茶——品茗祛疾

我国茶文化源远流长,现代仍有很多人有每天饮茶的习惯。中医学认为,茶不仅是一种养生饮品,还能治病。"神农尝百草,一日而遇七十毒,得茶解之。"后来人们将野生茶树进行人工培育,不断改进炮制方法,形成了我国独特的茶文化。我国古代医家将泡茶的工艺与中药结合,形成了养生治病的药茶。药茶或使用中药单独冲泡,或与茶叶相配,种类繁多,是人们的一大健康珍宝。下面我们一起来看一下能够治病防病的几种常见的药茶。

1. 清肺利咽胖大海

生活中,有的人患上风热感冒后会受到咽喉干痒、疼痛,以及干咳等的困扰,有的人因为职业原因长时间说话后嗓子经常会发痒,甚至声音嘶哑。对于这些嗓子肿痛、干咳、声哑的情况,不妨泡一杯胖大海茶喝。胖大海是梧桐科植物胖大海的干燥成熟种子,中医学认为它性寒,味甘,主要有三大功能,一是清热润肺,二是利咽开音,三是润肠通便。

2. 补气养血大枣茶

大枣具有补脾益气、养血安神的功效,一直都是老百姓家里的"养生明星"。不知道大家是否了解,应用大枣泡茶时如果少了一个冲泡的细节可能会损失不少药效。大枣皮坚韧,不易消化,如果使用整颗冲泡,很难将其中的有效成分完全溶出,因此最好将大枣掰开后再进行冲泡。还要注意

的是，新鲜的红枣最好不要冲泡或煎煮，因为它的维生素 C 含量比较高，用热水煮泡会破坏维生素 C，影响吸收。脾虚食少，平时总是感到乏力的人群可以经常用大枣泡茶喝。

3. 养阴生津麦冬茶

麦冬具有养阴生津解渴、润肺清心除烦的养生作用，是养阴类中药里最常用的药物之一。久泡的麦冬会呈半透明的白胖状，样子非常可爱。一天下来，可将麦冬嚼碎咽下，开始可能有些苦，但咀嚼后会有回甘。麦冬味甘、微苦，如果不喜欢这种味道，冲泡麦冬时可以加入适量的冰糖或蜂蜜。中医学认为，蜂蜜有润燥通便的作用，肺燥干咳、肠燥便秘的人群适合使用；冰糖可健脾和胃、润肺止咳，适用于脾胃气虚、肺燥咳嗽的人群。如果心烦失眠比较明显，可在麦冬茶里加入少量的莲子以养心安神。总之一句话：便秘加蜂蜜，心烦放莲心。

4. 止汗安神浮小麦茶

人的一生中大约 1/3 的时间都在睡眠中度过，睡眠不好严重影响身体健康。有些人睡觉时会出汗，还不时会感到潮热，更年期女性就经常受到这种困扰。不妨泡杯浮小麦茶，帮助缓解上述种种不适。中医学认为，浮小麦具有益气、除热和止汗的功效，凡由阳虚引起的自汗和由阴虚引起的盗汗患者，均可应用浮小麦治疗，再配上宁心安神的茯苓，以及清心除烦的麦冬，这例药茶就有养心、安神、敛虚汗的作用，能改善睡眠，益智安神。

5. 清肝泻火槐花茶

中医学认为，槐花具有凉血止血、清肝泻火的功效，临床上主要用来治疗便血、痔血、尿血、肝热目赤等病证。"槐花"是开放了的花朵，未开

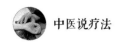 中医说疗法

放的花蕾称为"槐米",两者药性基本相同。槐花是很好的药食同源之品,除了制成经典食品槐花糕,还可配成药茶饮用。槐花还可与其他药物组成清肝饮,制作时取槐花、菊花、夏枯草各10克,加水煮30分钟,能清肝明目、清热泻火,常用于因肝火炽盛引起的目赤肿痛、头晕头痛。

第三节　药酒疗疾

药酒疗法是中药与酒相结合的一种治疗疾病的方法，丰富了中医疗法的种类。

1. 药酒的发展史

酒可以"行药力，助药势"，因此许多中药都会用酒来炮制，《黄帝内经》中有"酒炒则升"的记载，说的就是药物用酒炒制以后可以改变药物的作用方向，使药力上达。实际上酒不仅可以帮助药物更好地发挥作用，还可以用于治疗疾病。药酒的历史悠久，《汉书》中就记载酒为"百药之长"。酒不仅可以治疗疾病，还可以增强药效。《五十二病方》中用到酒的药方有四十余个，用来治疗蛇伤、疽、疥癣等疾病，其中有内服药酒，也有供外用的方子。发展初期的药酒比较简单，酒的存储也是个问题，因此药酒的功效并不显著。后来随着酿酒技术的成熟，药酒的功效也大大提高。中药用酒浸渍，一方面可使药材中的一些药用成分的溶解度提高，另一方面酒行药势，可帮助提高疗效。名医张仲景所著《金匮要略》一书中的许多方剂都使用了酒浸、酒煎等方法，不过这更多体现的是酒作为药物的应用，并不是真正意义上的药酒。后来，当酒作为溶剂浸泡药物，制成的饮品用来保健、治疗疾病时，药酒才算真正登上了历史舞台。现在，药酒的种类越来越多，但需要特别注意的是，药酒仍是酒，不可随意、过量饮用，必须在专业医生的指导下用于治疗疾病。

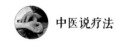 中医说疗法

2. 先来聊聊酒

说起药酒,我们首先得来聊聊酒。我国是酒文化浓厚的国家。传说酒最早是由杜康发明的,一个偶然的机会,杜康发现之前掉落在树洞里的稻米过了一段时间没有腐败坏掉,几场雨水过后,树洞里面甚至还有一股醇香的味道。在好奇心的驱使下,杜康尝了尝树洞里的水,没想到味道还不错,多喝了几口竟然还感觉有些晕。就这样,酒被人们发现了。酒最早也被医家当作一味中药来使用。酒性温,味辛、甘、苦,具有温通血脉、宣散药力、祛散风寒、消除疲劳等功效。为了更好地发挥酒推动药势的作用,人们发明了药酒。药酒将作为饮品的酒与治病强身的药很好地融为一体。

3. 药酒的分类

药酒的作用很大程度上取决于中药的不同,很多中药都可以浸泡制作成药酒。根据药物种类的不同,药酒大致可以分为滋补类、活血化瘀类、祛风除湿类、壮阳类这几类。

滋补类药酒主要有补气养血、滋补肝肾、益气健脾等作用,用于治疗气血亏虚、脾气虚弱、肝肾阴虚等。可以使用单味药,比如人参、枸杞子、五味子、当归、黄芪等,也可以配伍成方,如八珍汤、四物汤、十全大补汤等。

活血化瘀类药酒主要用于治疗跌打损伤、女性月经不调、中风后遗症等多种疾病,这类药酒不仅可以内服,还可以外用,效果非常好。此类药酒一般选用具有搜风通络功效的虫类药来制作,如全蝎、蜈蚣、僵蚕、乌梢蛇等。

我们都知道现在风湿性疾病的发病率非常高,而且十分顽固,经年不愈,每每遇到天气变化,尤其是阴雨天气,全身各个关节就会疼痛难忍。祛风除湿类药酒里常加入具有祛风除湿功效的中药,比如独活、桑寄生、五加皮、木瓜、海风藤、桑白皮等,可以祛除顽固的寒湿之邪。

壮阳类药酒多使用滋补肾阳类中药，主要用于治疗男性不育，如三鞭酒等。

需要重点说明的是，药酒也是酒，饮用要适量，否则不但不会起到防病养生的作用，还会对身体造成损害。不同类药酒的适应证不同，应在专业医生的指导下饮用。

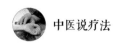 中医说疗法

第四节　药膳食疗巧治常见病

　　食疗发展到今天，早已经深入百姓的生活中。例如在南方，由于气候炎热潮湿，人们经常遭受湿热邪气的侵袭，于是创造性地发明了药膳茶、药膳汤等生活常备饮品来抵御邪气，保持健康。现在人们生活水平逐渐提高，饮食不再仅仅满足于温饱，也不再追求大鱼大肉的高蛋白、高热量饮食，饮食越来越健康，营养越来越均衡。不同的体质和疾病，比如手术后、孕产妇、大病初愈等，也有不同的食疗法。食疗经常利用当地的特产发挥作用，如宁夏的枸杞、山东的大枣等。食疗贵在持久，不应急于求成，造成生痰助热等后果。

　　现在，很多人在生活中都会用到药膳食疗。就拿汤粥来说吧，以前大家更多的是食用白面汤、鸡蛋汤、玉米粥、小米粥、大米粥等，而现在随着养生观念的普及，大家会根据不同的季节来喝不同的粥。夏天暑热，高温多雨，出汗较多，人们就喝绿豆粥、酸梅汤、红豆薏米粥等来清热解暑、利水渗湿；秋天气候干燥，易造成阴虚肺燥，因此通常会煮银耳莲子粥、红枣大米粥等来滋阴润肺，缓和秋季的肃杀之气；冬季气候寒冷，万物收藏，此时应以温养为主，这时小米粥、大米粥、鸡蛋汤等就很好，特别适合脾胃虚弱或者素体虚弱的人群；春季万物复苏，呈一派升发之象，这时也刚过了春节，大鱼大肉也都塞了不少，这个时候喝些清淡的汤粥就比较合适了，如醪糟汤、紫菜汤等。除了这些各式各样的汤粥，生活中还有许多食疗小妙方等着我们去发现。

1. 药膳食疗治胃病

大家可能都知道，我国是消化系统疾病大国。消化系统疾病，比如胃炎、肠炎、消化性溃疡、胆囊炎、肝硬化、脂肪肝、消化道肿瘤等都是我国的常见病、多发病，也是严重危害人类健康的全球性疾病。在消化系统疾病越来越年轻化的同时，大家对消化系统疾病的了解有多少？你是否一如既往地吃烧烤、喝啤酒呢？有没有按时吃早餐呢？

首先我们来为大家介绍一下消化系统是什么。消化系统由消化管和消化腺组成。消化管就是人们的饮食从口进入后要经过的一系列器官组织和生产消化液的器官，贯穿食物消化和吸收的整个过程，主要包括口腔、咽、食管、胃、小肠和大肠，消化腺包括肝、胰、肠腺等，任何一个部位出现问题都会让人生病，这类疾病统称为消化系统疾病。

那么我们怎样才能知道消化系统生病了呢？恶心呕吐、腹部疼痛、腹泻、头晕目眩等，这些症状都是消化系统疾病的典型症状，出现这些症状之后不可大意，要赶快到正规医院就诊，这样有助于及早地发现病情并进行治疗。可不能忽视这些小症状，小症状不重视会酿成大病，甚至危及生命。

除了上述这些经典症状，还有一些消化系统疾病的症状需要我们去重视，比如大便黑，一般情况下大便是黄褐色的软便，若大便发黑就要明确是不是由消化道出血引起的，如果不加注意，往往会进一步引起贫血等。再有就是大便带血，往往大家的第一印象是大便带血是得了痔疮的原因。的确，痔疮的主要临床症状之一就是大便出血，发病率较高，还有着"十人九痔"的说法，但需要注意的是大便出血不一定都是痔疮引起的，直肠癌也可能以大便出血为主要表现。这并非耸人听闻，出现不适症状时一定要尽早干预，以免延误治疗。这样的例子还有很多，因此大家一定要引起重视，关注自己身体的变化，为自己的健康着想。

在这么多消化系统疾病中，大家听得最多的可能就是胃病了。实际上

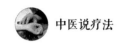 中医说疗法

胃病是一类与胃相关疾病的统称，常见的胃病有急性胃炎、慢性胃炎、胃溃疡、胃息肉、胃结石、胃的良恶性肿瘤、胃黏膜脱垂、急性胃扩张、幽门梗阻等。以胃癌为例，我国胃癌的发病率较高，冰冻三尺非一日之寒，胃癌的发生是有着较长的渐进过程的，并非是由正常细胞骤然转变为癌细胞的。下面我们就来看一看胃炎转变为胃癌的四个阶段。

首先是慢性浅表性胃炎，这是一个很普遍的胃病，只要接受胃镜检查，几乎无一例外会得到这个诊断，这一般只是提示存在功能性消化不良或非溃疡性消化不良，并不是胃黏膜有了严重的炎症，也就是说慢性浅表性胃炎距离胃癌还很远。慢性浅表性胃炎慢慢发展就会演变为慢性萎缩性胃炎，有一定的癌变率，但并非萎缩性胃炎都会演变成胃癌，只要治疗得当，注意保养，大部分慢性萎缩性胃炎是可以被有效控制的。而如果慢性胃炎治疗、调护不佳，胃黏膜上皮在炎症的长期反复刺激下会转化为本该在肠道才有的肠黏膜上皮，这种情况我们称之为"肠上皮化生"。"肠上皮化生"往往被认为是一种癌前病变，也就是说虽然此时还没有发展为癌，但如果再不加以治疗控制，发展下去就会变为早期胃癌。这也提示我们，定期复查胃镜很重要，一定要早发现、早治疗。

其实胃病的发生，特别是胃溃疡、慢性胃炎等多与幽门螺杆菌感染有关。幽门螺杆菌进入胃中后会在上皮部位黏附，导致胃黏膜的保护能力下降。这就是我们说的"屋漏"，胃黏膜就像是房屋的屋顶，胃酸就是雨水，屋子漏雨了，要么就是雨下得太大，要么就是屋顶不行，所以要消除幽门螺杆菌的感染，保护胃黏膜并抑制胃酸分泌。

中医学说的脾胃是指以脾胃为核心的生理病理系统，和西医解剖学上的脾胃大有不同。这里说的胃病大多属于中医脾胃病的范畴，只有对脾胃有很好的认识才能更好地治疗脾胃病。中医学认为脾为后天之本，气血生化之源。脾胃同居中焦，是人体对饮食进行消化、吸收并转化为水谷精微，运输到全身的主要脏腑。脾主升，胃主降。脾气升清，运化食物和水液，

胃气降浊，受纳和腐熟水谷，脾胃一升一降，使消化吸收功能得以正常发挥。脾主运化，如果脾的运化功能减退，就会影响到食物的消化和水谷精微的吸收而出现腹胀、便溏、食欲不振、倦怠、消瘦等气血生化不足的病变。脾为后天之本，输布水谷精微，并能充养先天之精，促进人体生长发育，维持正常生命活动。日常生活中要注意保护脾胃，使脾气充实，运化功能健全，这样正气充足，邪气就不容易侵袭人体，"四季脾旺不受邪"。反之，如果脾气亏虚会导致气血亏虚，人就容易生病。李杲的《脾胃论》中就载有"百病皆由脾胃衰而生也"。胃主降浊，胃失通降则会出现纳呆脘闷、胃脘胀满疼痛、大便秘结等症状，胃气上逆则会出现恶心、呕吐、呃逆、嗳气等表现。中医学认为脾胃功能异常会导致脾胃气虚、胃阴虚、胃火亢盛、寒湿困脾等多种证候，引起胃痛、痞满、腹痛等多种病证。

中医食疗来养胃，先要管住嘴。多吃蔬菜水果，少食肥甘厚腻及腌制食品，包括盐渍的萝卜、肉类腌制品、烟熏和油煎食物等，特别是煎炸熏烤后的肉类食物、霉变食物、高盐食物等应该远离我们的生活。这些食物会在一定程度上损伤胃黏膜，特别是腌制食物、高盐食物等盐分含量高，更容易对胃黏膜造成破坏。中医治胃病以养为主，益气健脾、和胃止痛、益胃滋阴等都是常用的方法。

患有胃病时可以用食疗来养胃，就像我们前面说的银耳莲子粥、红枣大米粥等，都是养胃和胃的食疗好方法。当然食疗还有五味禁忌，对于胃病患者来说辛辣刺激、生冷的食物应少吃。脾胃虚弱的人一定要养成良好的饮食习惯，少食多餐，只吃七八分饱。早上要吃好，中午要吃饱，晚上要吃少，还要注意忌暴饮暴食，规律用餐。多吃素菜和粗纤维食品，如芹菜等。脾胃虚寒的人可以适当多吃一些温阳益气健脾的食物，如羊肉等。另外，枸杞、银耳、红枣、核桃、山药、莲子、扁豆、薏苡仁、山楂、香蕉等食物配合药物做成药膳效果更佳。下面为大家介绍几个常用的药膳食疗方。

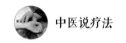

(1）清炖鲫鱼

准备鲫鱼 1 条，橘皮 10 克，生姜 50 克，胡椒 2 克，吴茱萸 2 克，黄酒 50 克，葱、盐、味精适量。将鲫鱼去鳞及内脏，生姜切片后放在鱼上方几片，其余和橘皮、胡椒、吴茱萸一起用纱布包填放至鱼腹内，加入黄酒、盐、葱，加水 15 毫升，隔水清蒸半小时，取出药包后再加入味精即可。本食疗方能温胃止痛，治疗虚寒胃痛引起的水样腹泻、腹痛等。

（2）紫菜南瓜汤

南瓜 1 个，紫菜 10 克，虾皮 20 克，鸡蛋 1 枚，酱油、猪油、黄酒、醋、香油、味精适量。将紫菜水泡，洗净，鸡蛋打入碗内搅匀，虾皮用黄酒浸泡，南瓜去皮、瓤，洗净切块备用。锅放火上，倒入猪油，烧热后，放入酱油炝锅，加适量的清水，投入虾皮、南瓜块，煮约 30 分钟，再把紫菜投入，10 分钟后将搅好的蛋液倒入锅中，加入其他佐料调匀即成。此汤具有护肝补肾强体之功效。需要注意的是，南瓜性温，胃热炽盛者少食。

（3）洋葱炒牛肉

瘦牛肉 250 克，洋葱 100 克，湿淀粉、料酒、盐、味精适量。肉洗净，切丝，用淀粉拌匀。洋葱洗净切丝。起油锅，将牛肉丝、洋葱放入锅内，加料酒煸，再加盐、味精炒至肉、洋葱皆熟即成。牛肉的营养价值很高，为滋补强壮之食品。《医林纂要》记载"牛肉味甘，专补脾土，脾胃者，后天气血之本，补此则无不补矣"，洋葱有开胃化湿、降脂、降糖的作用，故该方可健脾益胃、益气血、强筋骨、和胃下气，脾胃虚弱导致纳少、神疲乏力的人群可常食。

药膳食疗对于脾胃虚弱的人来说很有帮助，当然必要的医学检查也是必不可少的，如果胃病严重的话还要进行药物治疗和手术治疗。

在临床中，很多胃癌患者一经发现，常常已经到了中晚期，错过了最佳的治疗时机，非常可惜。事实上，每个人根据自身的情况进行胃镜检查是非常必要的。例如，临床上建议40岁以上的人群应进行一次系统的胃镜检查；有食管癌、胃癌、肠癌等恶性疾病家族史的人群，患消化系统恶性疾病的风险、概率要高于常人，需要在医生的指导下进行定期筛查；还有一些已经出现了消化道出血、排泄物有黏液、经常胃痛胃胀或反酸纳差、身体不明原因明显消瘦的人群，也应及时找专业医生就诊，必要时进行胃镜检查。需要特别提醒的是，青年人患消化道肿瘤的概率虽不高，但是出现以上症状时也应高度警惕。

2. 药膳食疗助我们安然入睡

失眠，简单来说就是睡不着觉，当然睡不着觉也分两种，一种是入睡困难，躺在床上翻来覆去睡不着，另一种就是睡眠质量低，晚上睡觉总会做梦，经常会醒，起夜的次数多。

随着社会的快速发展，失眠的人越来越多，有的是因为工作压力问题，有的是因为感情问题，还有的是生活习惯不良，从而出现了失眠的症状。如果不解决失眠的问题，会对我们的生活造成很大的影响。很多人对失眠的认识还不够，常想失眠又不像冠心病、脑梗死、糖尿病、高血压那样严重，所以重视程度不够，其实这就大错特错了。如果一个人长期失眠会透支人的精气神，精气神透支了就很难补回来了，一天透支的精气神，可能十天都补不回来。

精、气、神是人体三宝，一个人的精气神如果耗尽的话就性命危矣。而且，经常性失眠还会增加患抑郁症的风险和自杀倾向。因此得了失眠别小看，科学治疗是关键。

西医学治疗失眠以口服药物为主，治疗失眠的药物主要有以下三类：一类是调节神经系统的药物；一类是控制褪黑素分泌的药物，褪黑素和人的睡眠有很大关系；还有一类是镇静安眠药。这些药物虽然能在短时间内

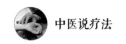 中医说疗法

让睡眠情况迅速改善,但是不能长期服用,长期服用会使人体多系统的功能紊乱,因此这些药物的服用剂量要严格控制。

中医学将失眠称为"不寐",认为人体的寤寐是由阴阳的变化引起的,阳入于阴则寐,阴出于阳则寤,阳不入阴或者阴不纳阳则导致阳盛阴衰、阴阳失交,故而不寐。失眠的原因总的来说是阴阳的失衡,但是具体的原因还有很多。心主神明,心神被扰则不寐,肝郁化火、痰热内扰、心脾两虚、心胆气虚、心肾不交等都可以导致心神被扰,中医治疗失眠也主要从这几个方面入手。另外,不寐也要与一时性、生理性少寐相鉴别,不寐是长时间的、严重的睡眠困难,而例如老年人的少觉早醒并不属于不寐范畴,是一种正常的生理状态。中医学对不寐的认识早在《黄帝内经》中就有所体现,《黄帝内经》称之为"不得卧""目不瞑",还有"胃不和则卧不安"的记载。张仲景在《金匮要略》中有"虚劳虚烦不得眠"的论述,并记载了治疗不寐的方剂——酸枣仁汤。后来人们对不寐的研究越来越多,也创制了许多临床疗效显著且一直沿用至今的方药。

下面为大家介绍几种安神食疗的常用食物,常备这几物,失眠也不怕!

(1)蜂蜜

很多人会在睡前喝一杯蜂蜜水来帮助睡眠,这是有一定道理的,因为中医学认为,蜂蜜有安五脏、润脏腑、通三焦、除心烦、定惊痫等作用。

(2)牛奶

相关研究发现,牛奶中含有的色氨酸能促进大脑神经细胞分泌出使人产生睡意的神经递质——五羟色胺,含有的肽具有高生理活性,有利于解除疲劳并促进入睡。对于因体虚而导致神经衰弱的人,牛奶的助眠作用更为明显。

（3）红枣

中医学认为，红枣性温，可以补中益气、养血安神，对气血虚弱导致的多梦失眠、精神不佳等有很好的作用。可以准备一些红枣，去核加水煮，再加冰糖、阿胶，文火煨成膏，食用方便，在睡觉之前吃一些，有很好的助眠效果。

（4）牡蛎肉

牡蛎肉能治失眠这件事估计好多人不知道，因为牡蛎有滋阴潜阳的功效，牡蛎肉能治疗失眠烦热、心神不安。

（5）猕猴桃

猕猴桃，我们也叫它奇异果，听上去就有神奇的效果。猕猴桃中含有丰富的钙、镁及维生素C等，有助于神经传导物质的合成与传递，具有稳定情绪的作用。

（6）葵花子

葵花子含有多种氨基酸和维生素，可调节脑细胞的新陈代谢，改善脑细胞功能。适当吃一些葵花子可以促进消化液的分泌，有利于消食化滞、安神助眠。

（7）核桃

中医学讲"取象比类"，核桃因为形似人的大脑，因此具有补肾、健脑的作用。中医学认为，核桃性温味甘，入肾、肺、大肠经，可以温补肾肺，润肠定喘，因此对于调理神经衰弱、失眠、健忘、多梦，以及肾虚腰痛、大便干燥、体虚咳嗽等症状有一定的功效。

（8）鹌鹑蛋

在高蛋白食物中，鹌鹑蛋可以治疗失眠。鹌鹑蛋富含的卵磷脂是高级神经活动不可缺少的营养物质，所以神经衰弱之人宜常吃些鹌鹑蛋及肉，不仅可以治疗失眠，还可以补充蛋白。

下面为大家介绍几个药膳食疗安神小妙招：

（1）小麦安神茶

取小麦、百合各25克，莲子肉15克，大枣2个，甘草6克。然后将小麦、百合、莲子、大枣和甘草分别洗净后全部放入盆中，用冷水浸泡半小时后放入锅内，再加入适量的水。等水烧开以后，用小火煮30分钟。最后将滤汁倒入碗中即可饮用。小麦安神茶有益气养阴、清热安神之功效，可治神志不宁、心烦易怒、失眠多梦、心悸气短、多汗等。

（2）天麻饭

取天麻5克，粳米100克，鸡肉25克，竹笋、胡萝卜各50克，香菇、芋头各1个，酱油、料酒、白糖适量。将天麻浸泡1小时左右，把鸡肉切成碎末。将竹笋和胡萝卜洗干净，切成小片。芋头去皮，清洗干净，再切成细丝。香菇也切成丝。准备好材料后，先将粳米洗净放入锅中，再放入天麻、鸡肉、竹笋、胡萝卜、香菇和芋头，最后加入酱油、料酒和白糖，用小火煮至食材熟后即成。天麻饭具有健脑强身、安眠的作用。

（3）虫草炖龟

取龟1只，冬虫夏草3克，葱、姜、料酒、盐、味精适量。将龟肉洗净，用开水氽透，捞出后再洗净。冬虫夏草洗净。将龟肉放入瓦罐内，将冬虫夏草放在龟肉四周，加葱、姜、料酒、盐，蒸烂后加味精、胡椒粉即成。虫草炖龟有滋阴补血安神功效，可以应用于低热、咯血、便血、心烦失眠、舌红无苔等具有阴虚表现的患者。龟肉有滋阴降火、补阴血、强筋骨的功效，冬虫夏草有补肺肾、益精补虚作用，两味相合，方为滋补佳品。

（4）龟肉百合汤

龟肉150克，百合30克，大枣10个，葱、料酒、糖适量。将龟肉洗净，切小块。百合、大枣洗净。将以上食材放入砂锅内，加料酒、葱、糖、清水，文火煮至熟烂即成。龟肉百合汤可以滋阴降火、养心安神，可用于阴虚导致的失眠、心烦、心悸等。中医学认为阴虚火旺乃虚火扰心神，心神不宁，可导致失眠、心烦、心悸等。龟肉有滋阴补血的作用，百合有清心安神之功，故本药膳对阴虚导致的失眠、心烦、心悸等有较好的治疗作用。

第八章
其他疗法

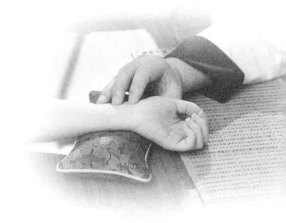

第一节　香佩疗法——闻香治病

香囊是佩戴在身上的一种装饰品，因为极具香味且呈馕饼状而被人们称为香囊。佩戴香囊是一种传统的保健方法，中药香囊不仅具有很强的实用性，佩戴在身上能起到保健防病的作用，还具有极高的观赏性。香囊的历史也很悠久，最早佩戴香囊的习俗可追溯到先秦时代。古时候人们通过佩戴香囊来驱邪，以保健康、保平安。人们会在香包上绣上各式各样的花纹和图案，再配上五颜六色的彩带等。后来，随着中医学的发展，医家研制出了治疗不同疾病的香囊，越来越多的人被香囊的独特效果和造型所吸引，开始佩戴香囊。

1. 香囊，你了解吗

香囊的产生离不开人们的生产实践。古时候，人们发现在二十四节气中的惊蛰节气后，天气开始明显转暖，这个时候苍蝇蚊虫等开始越来越多，邪气盛，疫病多发。人们在长期同各种疾病邪气做斗争的过程中发现饮雄黄酒、佩戴香囊等具有驱邪解毒的功用。在春季疫病开始流行的时候，大人们为了孩子们的健康，常常会将中药制成香囊拴在孩子们的衣服上，或者在家里的门框上放上艾叶，以作驱虫祈福之用。中药香囊一般会使用气味芳香的中药材作为原料，比如丁香、沉香、檀香、艾叶、佩兰、肉桂、薄荷、藿香等，这些药物不仅具有芳香之气，还有驱虫止痒、发表解暑、温中散寒等功效，佩戴后可起到保健强身、避瘟等作用。香囊散发的浓郁药香可在身体周围可形成高浓度的环境，现代研究发现，香囊中的药物并非直接杀死病毒或者细菌，而是通过散发出的持续的芳香气味来刺激人体呼吸道黏膜产生一种免疫球蛋白，这种蛋白可以杀死病毒或者细菌，从而起到防治疾病的作用。香囊可以佩戴在脖子上，也可以挂在衣领上或者挂在腰间，布袋里的中药末一般每十天左右更换一次，以保持药效。需要注意的是，有些中药气味雄烈，刺激性较大，儿童、孕妇等人群务必在专业医生的指导下使用香囊。

2. 香囊来治病，效果棒棒的

中药香囊可以驱除蚊虫，治疗感冒、慢性鼻炎、慢性胃肠病等常见疾病，小儿佩戴可以增强体质，提高免疫力。下面给大家介绍几种中药香囊。

感冒是小儿和成人都经常患的疾病，夏季暑湿感冒更是折磨人，这时可以将一些解表除邪、芳香化湿的中药，比如薄荷、苍术、辛夷、川芎、白芷、藿香、荆芥等，按照一定比例配置成香囊，用来预防或治疗感冒。苍术燥湿，辛夷散寒通窍，川芎、白芷行气止痛，藿香祛暑化湿，荆芥祛风解表，这样的配伍能够祛暑解表化湿，防治暑湿感冒引起的鼻塞等。在民间，燃烧艾草驱蚊是很常用的，艾草燃烧后香味浓郁，还有一定的安神、温暖肠胃的作用，有助于睡眠。一般具有驱蚊虫作用的香囊中都有艾草，可配伍紫苏叶、丁香、藿香、薄荷、陈皮等，这些中药都具有芳香除秽的功效。艾叶含有挥发性芳香油，奇特的芳香不仅能驱蚊虫，还有理气血、祛寒湿的功效，紫苏叶、丁香、陈皮理气健胃，藿香解暑，薄荷透疹，因此合用能和中固表、驱除蚊虫。家中常备驱蚊香囊，戴上它就不怕蚊虫叮咬了。

第二节 热熨疗法——寒则热之

热熨是指将药物加工并加热后敷贴于患处，通过药理及热力作用促进局部气血流畅，以达到扶正祛邪、温经止痛、调畅气血、活血化瘀等目的。用盐热敷是常用的热熨方法，热盐的保温性、渗透性强，不仅能将热力透入体内，还能祛除体内的寒邪，具有温经活络、消炎散寒、缓解疼痛等多种作用，从西医学角度来看可扩张毛细血管、促进血液循环、增加汗腺分泌、提高新陈代谢速度等。以粗盐为主要原料制作成的中药热盐包可消炎止痛、舒筋活血、缓解肌肉疲劳，临床上用于治疗腰背痛、关节炎、慢性胃痛、腹泻等多种疾病。根据《本草纲目》的记载，盐有"解毒，凉血润燥，定痛止痒，吐一切时气风热、痰饮关格诸病"的功效。对于体内寒湿邪气较盛的患者，可在热敷前先泡脚，之后再进行热敷，以提高疗效。对于痛风患者，可以将热盐包放于膝盖处，可起到镇痛作用，还可促进气血畅通。热盐包在临床上的应用还有很多，要注意辨证选用。

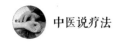 中医说疗法

第三节 耳穴疗法——小籽大用

耳穴是分布在我们耳郭上的腧穴。大家可能会有疑问了，耳朵那么小，上面竟然还有穴位？实际上这些特定区域反应点是耳针防治疾病的刺激点。耳针也是中医学的一种极具特色的疗法，看似简单却有着良好的功效。

1. 一起来聊聊耳穴

人体的内脏或者躯体发生疾病的时候，往往会在耳郭的一定部位出现"阳性反应"，如压痛、结节等。后来人们在临床治疗疾病的时候在耳郭上发现了越来越多的反应点，于是把这些反应点作为诊断疾病的参考。人们发现这些耳穴在耳郭上的分布有一定规律，它的分布状态就好像一个倒置的胎儿，头部朝下，臀部朝上。人们经过临床实践将耳穴的分布与人体的病变部位相对应，与头面相应的穴位在耳垂，与上肢相应的穴位在耳舟，与躯干相应的穴位在耳轮体部，与下肢相应的穴位在对耳轮上、下脚，与腹腔脏器相应的穴位在耳甲艇，与胸腔脏器相对应的穴位在耳甲腔，与消化道相应的穴位在耳轮脚周围，与耳鼻咽喉相应的穴位多分布在耳屏四周。根据这些对应关系，古代医家总结了许多行之有效的利用耳穴治疗疾病的方法，其中使用最广的就是耳穴压丸法。那么耳穴压丸有什么样的作用呢？

2. 小小的中药籽，大大的能量

耳穴压丸，听上去只要用丸豆去压一压耳穴就好了，好像并没有什么

特别之处。其实，耳穴压丸疗法有许多需要注意的地方，比如选用哪种丸豆就很有讲究。一般来说，医院采用的大多是王不留行籽，因为这种植物种子本身就有活血通经、消肿止痛的功效，所以最为常用。耳穴压丸法是在耳穴表面敷贴光滑近似圆球状或椭圆状的中药籽或小绿豆等，然后对准耳穴贴紧并稍加压力，给予适度的揉、按、捏、压等动作，使局部产生酸、麻、胀、痛等刺激感应，以达到治疗目的的一种外治法。刺激这些反应点可以起到疏通经络、调理脏腑、运行气血、强身健体、防病治病的作用。耳穴压丸法运用广泛，尤其是对各种慢性疾病的治疗、美容养颜及小儿近视等具有不错的疗效。它的便捷之处在于可以在空闲的时候随时按压，从而对耳穴起到持续的刺激作用。以头痛为例，有些头痛患者到医院检查后没有发现器质性问题，这时就可以试试耳穴压丸的方法，简单来讲就是"哪痛压哪"，如额顶痛取额穴、后脑痛取枕穴、太阳穴两侧痛取颞穴等。一些过敏体质的患者因饮食不慎，比如进食虾、蟹等海鲜，或者接触花粉等后，容易在躯干和四肢出现皮疹，瘙痒难忍，影响睡眠，这时可以取肾上腺、神门、胃、枕、风溪等穴来治疗。

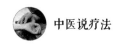
中医说疗法

第四节 药浴疗法——洗走疾病

药浴是一种中医保健养生、防病治病的独特疗法，在起到治疗作用的同时还会在充满药物香气的环境里蒸发掉疲劳感，放松身心。下面我们就为大家介绍一下药浴。

1. 药浴的起源和发展

药浴疗法，是在中医理论指导下，选配一定的中草药经煎汤、浸泡、洗浴全身或局部，以达到治病、保健、养生等目的的疗法。药浴可以清洁污垢、放松身体、消除疲劳，还可以治疗痔疮、便秘，改善心脑血管功能。药浴历史悠久，在我国已经有几千年的历史。我国最早的医方《五十二病方》中就有治疗婴儿癫痫的药浴方，《礼记》中记载的"头有疮则沐，身有疡则浴"指出了药浴的治疗作用，《黄帝内经》中也有"其有外邪者，渍形以为汗"的记载。在屈原的作品中也有"浴兰汤兮沐芳华"的记述。隋唐时期，中医学发展迅速，药浴被广泛应用到临床各科，方药不断增多，应用范围也逐渐扩大，在民间广为流传。至清代，药浴发展到了比较成熟和完善的阶段。现在，随着中医学及科学技术的不断发展，药浴疗法在用药、用具等各个方面均有很大的拓展和创新。

2. 药浴的神奇作用

药浴属于中医的外治法之一，它的用药也和中药内服一样，遵循理法方药的原则，因时、因地、因人制宜，辨证组方后用于治疗不同的疾病。药浴将中药的功效在洗浴过程中充分发挥出来，药物透过皮肤、孔窍等部位被吸收，进入循行全身各处的经络血脉，内达脏腑，外络肢节，由表及里，产生治疗效果。药浴可以起到疏通经络、活血化瘀、祛风散寒、调整阴阳、协调脏腑、通行气血、濡养全身等功效。现代药理学研究也证实，药浴可以提高血液中某些免疫球蛋白的含量，增强皮肤的弹性和活力。不过需要注意的是，并不是所有人都适合使用，比如下面这几类人群就不宜使用药浴：有中度及以上高血压或者低血压病史者，心功能不全者，有严重哮喘病史者，皮肤有较大面积创口的患者，孕妇及处于经期的女性，有严重过敏史的患者，等等。因此，药浴虽好，但使用时一定要慎重，应在专业医生的指导下在符合药浴要求的地点进行治疗。

3. 几个药浴保健方

（1）养颜美白方

很多人会苦恼，为什么到了一定年龄时面部皮肤会衰老、出现皱纹。那么我们反过来想一下，为什么年轻时不会有这种情况呢？从中医学角度讲，这主要是因为年轻人气血旺盛。打个比方，气球如果气足表面就平滑，但如果气不足就会皱皱的。年轻时气血旺盛，肌肤当然光滑充盈，到了一定年龄后身体功能衰退，气血不足，自然就出现皱纹了。中医药浴疗法常选用人参、当归、川芎、细辛、白芷、枸杞子等具有美容作用的中药，在洗浴过程中既可以舒展面部皱纹，又可以补充水分，清除已经死亡的表皮细胞，改善头面部血液循环，增强皮肤弹性，防止皮肤过早松弛和产生皱纹，使皮肤细腻光滑。

（2）皮肤瘙痒药浴方

白芷木香药浴方选用白芷、木香、桃皮，等量配伍，煎洗洗浴，可以

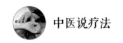 中医说疗法

祛风行气、通经活络,各类皮肤病有皮肤瘙痒症状者均可使用。五枝药浴汤选用槐枝、桃枝、柳枝、桑枝各一把,麻叶250克,煎汤洗浴,功可调养血脉、祛风止痒,夏季使用效果更好。